건강검진 결과서 수치를 통한 이유 있는 관리법

건강검진 결과가 나쁜 사람이
꼭 지켜야 할 것들

일러두기

1. 원문에 쓰인 '보건 지도'라는 단어는 일본의 건강검진 사후관리제도를 일컫는 말로, 한국의 '수검자 사후관리'가 제도 면에서 같은 의미를 갖기 때문에 대체하여 사용하였다.

2. 현재 우리나라의 일반건강검진 후 사후관리는 주로 대사증후군 관리를 중심으로 이루어지고 있으며, 주요 사업 내용은 건강검진을 받은 대상자 중 대사증후군 위험요인 3개 이상 보유자와 2개 미만 보유자 중 사업 참여 희망자를 대상으로, 맞춤형 유선 상담(총 3회), 필요시 방문 상담과 자가 측정기 대여, 정보제공, 건강관리 비대면 학습관리시스템 전송(총 14회), 자가 관리지침서 제공 및 지역사회 자원 연계이다.

3. 이 책은 『국가별 건강보험체계에 따른 국가 건강검진제도 비교 연구(이예지, 김은영, 이동현 보건행정학회지 Vol.31 No.3 2021)』에 기반을 두고 한국과 일본의 건강검진을 비교하여 운영방식 차원에서 같은 단어는 대체하여 사용하였다.

건강검진 결과서 수치를 통한 **이유 있는 관리법**

건강검진 결과가 나쁜 사람이 꼭 지켜야 할 것들

노구치 미도리 지음 **윤지나** 옮김 **김응수** 감수

알파미디어

프롤로그

"안녕하세요, 이렇게 만나 뵙게 돼서 기뻐요. 꼭 만나 뵙고 싶었어요!"

나는 수검자 사후관리를 할 때 항상 이렇게 말을 시작한다. 혈압이나 혈당치가 높거나 나쁜 콜레스테롤 수치가 좋지 않아 상담을 받을 생각을 하면 혹시 혼나지 않을까 하는 생각에 기분이 울적해질 수도 있다. 건강을 위해 술을 자제하라거나 운동을 하라는 말을 듣는 것은 생각만 해도 지긋지긋할 것이다.

내가 사후관리를 위한 상담을 시작할 때 '만나서 기쁘다'라고 말하는 것은 이런 이유 때문이다. 우울한 상담임에도 발걸음을 옮긴 것은 '자기 몸을 걱정하고 있다'는 방증이다. 그것은 이 책을 읽고 있는 여러분들도 마찬가지일 것이다. 여러분들도 여러분들의 몸을 걱정하고 있을 테니 "이 책을 읽어 주셔서 감사합니다!"라는 말부터 전하고 싶다.

자각증상이 없으니 행동하지 않는다?

건강검진 결과가 나쁘게 나와도 적극적으로 개선해야겠다고 생각하는 사람은 그리 많지 않다. 이 책을 읽고 있는 여러분은 문제의식이 있는 엘리트 집단이라 할 수 있지만, 그런 여러분들조차도 의료기관에서 진찰받고, 의사와 상담하거나 습관적으로 운동을 하고 술을 줄이고 금연을 하는 것이 좋지만은 않을 것이다.

왜 그럴까? 가장 큰 이유는 아마도 '자각증상이 없다는 것 때문'일 것이다. 혈압이나 혈당, 콜레스테롤 등의 수치가 참고치를 벗어나도 그것만으로는 자각증상이 거의 없다. 겉으로는 멀쩡하다 보니 '서둘러 뭔가를 해야 한다'는 생각이 잘 들지 않는 것이다.

대부분 사람은 자각증상이 있어야 비로소 긴급 상황이라고 생각하는 경향이 있다. 그래서 '병원은 몸이 어딘가 아프거나 상태가 안 좋아졌을 때 가면 된다'라며 몸이 보내는 신호를 대수롭지 않게 넘기기가 십상이다.

또 한 가지 이유는 '자기 일이라고 실감하지 못한다'는 사실이다. 예를 들어 혈압이 높은 사람은 "염분 섭취를 줄여라, 흡연자는 금연해라,

뚱뚱한 사람은 살을 빼라"는 말을 귀에 못이 박히게 들었을 것이다. 그래서 상담받을 때, 이 뻔한 이야기를 또 들으면 "맨날 똑같은 이야기네요. 말하지 않아도 압니다."라며 받아치고 싶은 마음도 이해는 간다. 흡연, 운동 부족, 과음이 건강에 나쁘다는 것은 누구나 알고 있다. 건강검진 결과가 나쁘게 나와도 생활 습관을 바꾸려 하지 않는 것은 자기 일로 실감할 기회가 없었기 때문일 것이다.

돌연사와 과로사의 신호는 '건강검진 결과에 나타난다'

그럼 어떻게 하면 이 문제를 자기 일로 받아들이고 행동에 변화를 가져오게 할 수 있을까? 환자가 지금까지의 잘못된 반응 패턴을 멈추고 새로운 행동 양식을 실천하게 되는 것을 '행동 변용'이라고 한다. 돌이켜 보면 나는 행동 변용을 주제로 꾸준히 다양한 도전을 해 왔다. 내가 지금까지 했던 경험 중에서 두 가지 에피소드를 소개한다.

첫 번째는 지금으로부터 약 20년 이상 전인 2000년 무렵에 내가 효고(兵庫)현 아마가사키(尼崎)시청에서 시 공무원들의 건강을 관리하던 시절의 일이다. 당시 시 공무원은 대략 4500명 정도였는데, 놀랍게도 매년 많은 공무원들이 사망했고 많은 해에는 그 수가 20명 가까이나 됐다. 고령자가 아니라 60세 이하의 현역 세대들이 그렇게 많이 사망한다는 사실을 처음 알았을 때는 그야말로 큰 충격이었다.

사인은 생활 습관만 바꿔도 예방할 수 있는 심근경색이나 뇌졸중 등의 심혈관 질환이었고, 40~50대 공무원 중에서도 많은 해에는 5명 정도 사망했다. 그래서 심혈관 질환 발병자들의 건강검진 결과를 살펴봤더니 의외로 혈압이나 혈당치는 약간 높았지만, 고혈압이나 당뇨병으로 진단받을 수준은 아닌 경우가 대부분이었다. 이 때문에 당시에는 '과로사' 또는 '원인 불명 돌연사'로 처리됐다.

하지만 나는 어딘가 징후가 있지 않았을까 하는 생각에, 한 사람 한 사람씩 입사 시부터의 모든 데이터를 이어서 살펴보고 나서야 쓰러진 사람들의 공통점을 찾아낼 수 있었다. 먼저 30대에서 40대 무렵부터 비만이 시작됐고 40세가 넘으면서 높은 혈압이나 고중성지방 혈증 등과 같은 혈관 질환의 위험인자(리스크 팩터)가 여럿 나타나기 시작했다. 심혈관계 질환의 주요 위험인자로는, 선천적인 유전적 요인과 후천적인 요인으로는 당뇨병, 낮은 신체 활동, 비만, 고콜레스테롤, 흡연, 스트레스, 식습관 등으로 알려져 있다. 그러나 이 수치들도 '질병'으로 진단받을 정도는 아니고 정상 범위인 참고치를 약간 넘는 수준이었는데, 이 '약간 높음'이 여러 항목인 상태가 적어도 10년 동안 이어졌다.

혈관에 부담이 계속 축적되면 어느 날 과로 등으로 인한 스트레스나 수면 부족, 술자리에서의 과음, 급격한 체중 증가 등이 도화선이 돼 뇌나 심장의 혈관이 터진다. 이렇게 뇌졸중이나 심근경색이 발생하는 것이다.

리스트의 세 번째 사람까지 이미 쓰러졌다

나는 이 사실을 깨닫고 중성 지방, 혈압, 혈당치, LDL 콜레스테롤 등의 수치를 토대로 질병으로 진단되는 수치보다 약간 낮은 '예비군 기준'을 만들고, 이를 초과하는 항목이 많은 순으로 리스트를 만들었다. 그러자 놀라운 사실이 드러났다. 이미 리스트의 세 번째 사람까지 쓰러졌던 것이다. 첫 번째 사람은 뇌경색으로 입원 중이었고 두 번째 사람은 심근경색으로 휴직 중이었다. 그리고 세 번째 사람은 사망한 지 얼마 안 된 상황이었다.

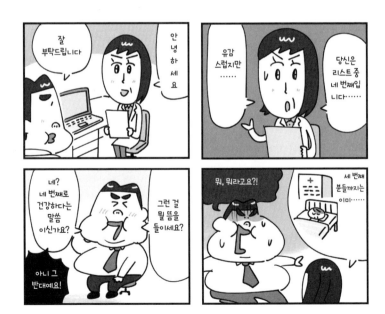

나는 리스트의 네 번째 이후의 사람들이 걱정되어 서둘러 순서대로 한 사람씩 면담을 진행해 어떻게든 쓰러지기 전에 손을 쓰기 위해 필사적으로 사후관리를 했다. 그러자 다행스럽게도 이듬해 이후부터는 심혈관 질환으로 인한 사망자는 없어졌다.

결과가 나쁜 사람이 '해서는 안 되는 일'이란?

이 책의 목적은 건강검진 결과가 별로 좋지 않은 사람이 자기 행동을 바꾸려는 마음이 들도록 하는 것이다. 건강검진 결과에 대해 불안을 느끼는 독자 여러분 한 사람 한 사람에게 사후관리를 위한 상담을 직접 해줄 수 있다면 좋겠지만, 그건 어려운 일이기 때문에 대신 책을 쓰기로 했다. 이 책을 다 읽고 난 후에 '좋아, 내 몸을 건강하게 만들자!'라는 마음이 든다면 이보다 기쁜 일은 없을 것이다.

'건강검진 결과가 나쁜 사람이 꼭 지켜야 할 것들'에서 '꼭 지켜야 할 것들'이란 뭘까? 과음해서는 안 된다거나 주말에 운동은 하지 않고 뒹굴뒹굴 누워 있기만 해서는 안 된다거나 고기만 너무 많이 먹으면 안 된다는 이야기 정도일 것으로 생각할지 모르겠다.

그러나 그렇지 않다. 독자 여러분이 아마도 의외라고 생각하는 일들일 것이다. '절대 해서는 안 되는 일'이 무엇인지에 대해서는 제1장에서 설명하니 페이지를 넘기면서 꼭 두 눈으로 확인해 주기 바란다.

　제2장에서는 건강검진 결과가 나쁜 사람들의 '몸속'은 대체 어떻게 되어있는지에 관해 설명하고 그 해결책을 소개한다. 혈압이나 혈당, 지질 등 건강검진 항목별로 정리했으니, 자신이 해당하는 곳을 중점적으로 읽어 나가도 좋을 것이다.

　제3장에서는 흔한 여섯 가지의 사례와 그 해결책에 관해 소개한다. 사람의 몸은 천차만별이지만 건강검진 결과가 나빠지는 패턴에는 몇 가지 공통점도 있다. 이 장도 자신과 비슷한 경우를 중점적으로 읽어도 좋다.

　제4장에서는 '평생 쓸 수 있는 몸 만들기'를 위해 식사법과 운동법을 정리했다. 제5장에서는 자기 몸과 건강검진에 대해 더 알아보기 위해 Q&A 방식으로 설명했다.

몸속에서 '무슨 일이 벌어지고 있는지'를 알면 행동이 달라진다

　내 경험상 자기 몸속에서 무슨 일이 일어나고 있는지 알면 상황을 받아들이고 행동에 변화를 가져오려는 사람들이 많아질 거라 확신한다. 전문가들은 '일반 사람들은 어려운 이야기를 이해하지 못할 것'이라고 생각하는 경향이 있다. 그래서인지 중간 설명은 생략하고, "고혈압인 사람은 식사할 때 염분 섭취를 줄여라", "콜레스테롤이 높은 사람은 동물성 지방 섭취를 줄여라"라는 식으로 꼭 지켜야 할 것만 말해주는 경우가 종종 있다. 하지만 이렇게 하면 잘 실감하지 못한다.

이렇게 하면 안 되고 의학적으로나 과학적으로 조금 어려운 이야기라 할지라도 열심히 설명하면 자신이 어쩌다 혈관과 장기에 부담을 줬는지 깨닫고 진지하게 받아들여 행동에 변화를 가져오는 경우가 많다. 그래서 이 책에서는 조금 어려운 이야기도 가능한 한 알기 쉽게 설명해보기로 했다. 이해하기 쉽도록 열심히 설명했으니 끝까지 함께 해주길 당부드린다.

제3장 **이럴 땐 어떡하면 좋을까요? 흔한 사례 별 대책**

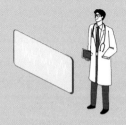

제1장

건강진단 결과가
나쁜 사람이

해서는 안 되는 일

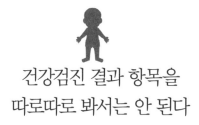

건강검진 결과 항목을
따로따로 봐서는 안 된다

대사증후군 검진 목적은 단 한 가지다

여러분은 건강검진 결과지를 어떻게 보고 있는가? 건강검진에서는 검사 항목별로 '이 범위 내면 괜찮다'라고 보는 '참고치'가 있다. 이는 일반적으로 많은 데이터를 모아 95%의 정상인이 이 범위 내에 들도록 정한 것이다. 아마도 결과지에 나와 있는 각각의 수치가 참고치를 벗어났는지의 여부만 확인하고 일희일비하는 사람이 많을 것이다.

"혈압이 높아. 최근에는 LDL 콜레스테롤도 늘었고."

"혈당치는 그렇게 높지 않은데 중성 지방이 문제야."

이런 식이지 않을까? 술자리에서도 이런 '건강검진 결과' 이야기로

꽃을 피우는 경우도 많을 것이다. 그런데 건강검진 결과지를 이런 식으로 항목별로 따로따로 보고 끝내는 것은 올바른 방법이 아니다. 회사에서 실시하는 건강검진의 목적은 그 근거가 되는 법률을 보면 '직원 배치 시 취로 여부 및 건강상 금지 혹은 배려해야 할 것을 판단하는 것'으로 되어있다. 예를 들어 귀가 잘 들리지 않는 사람이 차가 다니는 곳에서 작업하는 것은 위험하지 않은가? 그런 판단 자료로 삼기 위한 것이 바로 건강검진 본래의 목적이다.

이에 더해 40세 이상이 되면 '특정 검진(생애전환기 검진)'을 받아야 한다. 이는 생애전환기(중년기, 노년기)에 해당하는 국민을 대상으로 성별, 연령별 특성을 고려한 맞춤형 건강검진으로, 건강위험평가와 생활 습관(비만, 절주, 흡연 등) 평가 및 개선 상담을 통해 건강 위험 요소를 조기에 발견하고 제거함으로써 국민건강의 질적 향상을 목적으로 한다.

생애전환기 검진 결과는 항목별로 따로따로 보지 말고 결과지를 통해 당신의 '혈관 상태'를 파악하는 것이 중요하다. 혈관을 꺼내서 상태를 확인할 수는 없지만, 검진 결과를 보면 혈관 상태를 추측할 수 있다.

'사람은 혈관부터 노화된다'는 말을 들어 본 적 있는가? 혈관의 상태는 그 사람의 건강 상태를 좌우한다. 혈관이 손상되면 혈관 벽이 딱딱해지거나 '플라크'라는 혹이 생기는 '동맥경화'로 발전해 심근경색 등 생명과 관련된 질환의 원흉이 된다.

'당신의 혈관이 현재 어느 단계에 있는지' 알 수 있다

그럼 건강검진 결과로 어떻게 혈관 상태를 추측할 수 있을까? 예를 들어 중성 지방 수치가 참고치를 넘어섰거나 간 기능 수치(감마 지티피(γ-GTP) 등)가 나빠졌다면 '혈관의 문제가 잠재적으로 진행되고 있을 가능성'이 있다. 여기에 혈압이나 나쁜 콜레스테롤인 LDL 콜레스테롤 수치가 높아지면 그다음 단계인 '혈관 손상이 시작된 단계'다. 요단백이나 크레아티닌(creatinine)* 등 신장 기능 수치가 나빠졌으면 '혈관에 심각한 변화가 생겼다'고 볼 수 있다.

다음의 표를 살펴보자. 건강검진에서 이상 소견이 발견된 항목을 표시해 보면 당신의 혈관 장애가 어느 정도 진행됐는지 알 수 있다.

---

* 크레아티닌은 근육에서 생성되는 노폐물로, 대부분 신장을 통해 배출되기 때문에 신장 기능을 확인하는 지표로 활용된다

건강진단 결과가 나쁜 사람이 해서는 안 되는 일

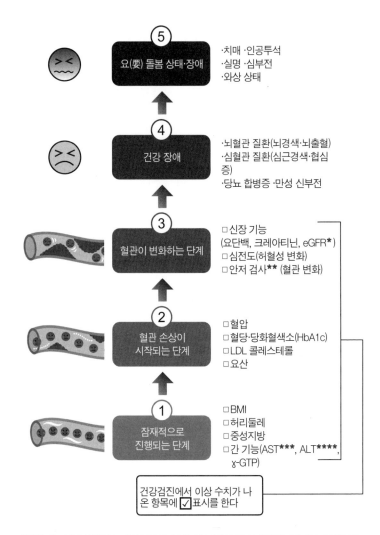

* 신장의 사구체가 혈장의 크레아티닌이나 이눌린 등의 물질을 제거하는 정도를 측정한 값
** 동공을 통해 보이는 눈 안쪽(안저)에 이상이 없는지 확인하는 검사로 당뇨성 안질환 합병증 확인을 위해서도 활용된다
*** 아스파테이트 아미노전이효소(Aspartate Aminotransferase)
**** 알라닌 아미노전이효소(Alanine Aminotransferase)

참고치를 벗어났다고 병은 아니다

참고치를 벗어났다고 해서 병은 아니다. 참고치 내라도 병에 걸린 사람도 있고 참고치를 벗어나도 환자가 아닌 경우도 있다. 다시 말해 건강검진 결과만 가지고 질병 여부를 진단할 수는 없다는 것이다. 입사 시험에 비유하자면 건강검진 결과지는 서류전형 같은 것이고 이제부터가 실전이다.

예를 들어 당뇨병 검사에서는 당화혈색소(HbA1c)를 확인한다는 사실을 아는 사람들도 많을 것이다. 이는 포도당이 단백질과 결합하는 성질을 이용한 검사 기법이다. 혈중 단백질로 이루어져 있는 헤모글로빈이 당과 결합한 비율을 보는 검사로, 과거 2~3개월 동안의 혈당치를 반영하고 있다.

생애전환기 검진에서는 당화혈색소가 6.5% 미만이면 정상으로 보고 그 이상이면 당뇨로 진단한다. 다른 검사로는 혈당검사와 표준 포도당 부하검사가 있는데, 전자는 당뇨병의 진단에 있어 혈당치의 기준은 공복 혈당치 126mg/dL 이상, 식후 2시간 혈당치 200mg/dL 이상을 기준으로 한다. 후자는 아침 공복시에 혈액을 채취하고 포도당을 75g 경구 투여한 후 1시간, 2시간의 혈당을 측정한다.

건강진단 결과가 나쁜 사람이 해서는 안 되는 일

중성 지방보다 요단백 수치가 나쁜 것이 훨씬 심각

일반적인 건강검진 결과지에서는 모든 항목이 빼곡히 기록되어 있을 뿐 '중요도'는 표시되어 있지 않다. 그런데 예를 들어 '중성 지방' 수치가 나쁜 경우보다 '요단백'에 문제가 있는 것이 훨씬 심각한 상태다.

중성 지방은 30~149mg/dL가 참고치이고, 중성 지방 수치는 운동량이나 식사량에 따라 쉽게 변한다. 신체 활동에 따른 소비 에너지가 늘거나 식사를 통해 섭취하는 에너지가 줄면 중성 지방 수치는 대부분 바로 저하된다. 반대로 고기 뷔페 같은 데 갔다 온 다음 날은 높아지는 경우가 있다.

장기간에 걸쳐 중성 지방이 높은 상태가 지속되면 동맥경화가 진행될 위험 요소가 되기 때문에 주의해야 하지만, 중성 지방이 참고치를 조금 벗어났다고 해서 그것만 가지고 바로 치명적인 상태라고 하지는 않는다.

이에 반해 '요단백' 항목은 어떨까? 신장의 '사구체'라는 모세혈관은 평소 세포의 재료가 되는 중요한 단백질을 함부로 밖으로 배출되지 않도록 이중벽으로 보호하고 있다. 그런데 소변에 단백질이 나온다는 것은 이 혈관이 손상됐을 가능성을 시사하는 것이다.

사구체는 매우 예민한 혈관 다발로 한 번 고장 나면 재생되지 않는다. 즉, 요단백이 나온다는 것은 사구체가 망가졌을 가능성이 있어, 중성 지방이 참고치를 벗어난 경우보다 훨씬 심각하다고 할 수 있다. 이 때문에 앞서 소개한 혈관 장애 진행도에서도 중성 지방은 아래쪽에 있지만, 요단백은 그보다 위에 있는 것이다.

과거의 데이터와 비교해 수치가 나빠진 원인을 찾는다

건강검진 결과를 볼 때는 이전이나 그 이전 건강검진 수치와 비교해 현재 자신의 상태를 판단하는 것도 중요하다. 예를 들어 혈압과 당화혈색소 등이 참고치를 벗어나지 않았어도 조금씩 오르고 있을 때는 주의가 필요하다. 과거의 데이터와 비교하면 현재 몸속에서 일어나고 있는 일이 어떤 생활 습관에서 야기되고 있는지 판단하는 단서를 찾을 수 있다.

나는 사후관리 상담을 할 때 예를 들어 "작년과 비교해 중성 지방 수치가 올랐는데 생활의 변화를 포함해서 뭔가 집히는 데가 있습니까?"라는 식으로 질문을 던져 마치 보물찾기라도 하듯 생활 습관상의 변화를 함께 돌아보는 시간을 가져왔다. 그럼 "아, 그러고 보니……" 라고 하면서 평소 별생각 없이 반복했던 습관들을 떠올리곤 한다.

예를 들어 체중이 느는 원인이 "딸이 학교를 졸업해 도시락을 쌀 필요가 없어져서 저도 점심을 사 먹게 되었다"라거나 "사무실이 3층에서 6층으로 옮기면서 계단을 이용하지 않게 되었다"는 사실을 깨닫게 되는 식이다. 원인을 알면 대책을 세우기도 좋다.

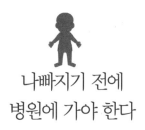

나빠지기 전에
병원에 가야 한다

건강검진 결과가 나빠도 자각증상은 없다

건강검진 결과가 나빠도 많은 사람이 적극적으로 행동하려 하지 않는다. 왜냐하면 건강검진 수치가 나빠져도 대부분의 경우 '자각증상이 없기 때문'이다. 혈압이나 혈당, 중성 지방 및 콜레스테롤과 같은 지질, γ-GTP 등 간 기능 수치, 그리고 요단백과 크레아티닌 등 신장 기능 수치가 나빠져도 많은 경우 몸에 통증이나 괴로움을 느끼지 못한다.

통증 등 자각증상이 나타났을 때 병원에 가도 늦지 않다고 생각하는 사람들이 많을 것이다. 그러나 고혈압이나 당뇨병 등 생활습관병은 '자각증상이 나타났을 때는 이미 중증'인 경우가 많다. 고혈압을 방치하면 통증도 없이 진행되다 어느 날 갑자기 뇌경색, 뇌출혈, 지주막하출혈 등 뇌졸중 및 심장병, 신장 장애 등을 일으켜 목숨을 잃게 될 위험성이 커진다. 혈압이 상당히 높을 때는 두통, 어지럼증, 어깨 결림, 두근거림 등이 잘 생기는 것으로 알려져 있는데, 실은 이런 증상은 혈압과 관계없이 나타나는 경우도 있다. 즉, 고혈압 때문에 생긴 증상인지 알기 어렵다는 것이다.

혈중 포도당의 양이 보통보다 많은 상태가 지속되는 당뇨병도 많은 경우 자각증상은 없다. 그러나 당뇨병이 진행되면서 발생하는 합병증은 증상이 나타난다. '당뇨망막병증'에 걸리면 실명하거나 '당뇨병성 말초 신경병증'에 걸리면 발이 괴사하여 절단해야 한다는 이야기는 들어 본 적이 있을 것이다.

간은 통증을 느끼는 신경이 분포하지 않아 아무리 혹사당해도 소리 없이 망가져 간다. 이것이 바로 '침묵의 장기'라 불리는 이유인데, 그래서 더더욱 간 기능을 수치로 파악해 두는 것은 중요하다.

결과지에 '조금 나쁨'이 여러 개면 주의!

상태가 나빠진 다음에 병원에 가도 늦지 않다고 생각하는 것이 좋지 않은 또 하나의 이유는 한창 일할 나이에 심근경색이나 뇌경색을 일으

한창 일할 나이에 쓰러진 사람들의 데이터를 거슬러 올라가 보니

A씨 54세 뇌경색

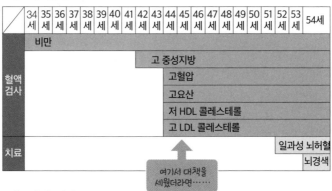

B씨 57세 심근경색

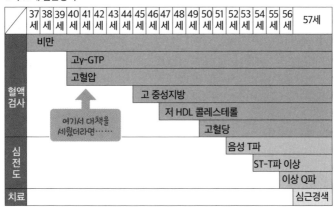

한창 일할 나이에 뇌경색이나 심근경색을 일으킨 사람들의 건강검진 데이터를 거슬러 올라가 보면 30대부터 비만이었고 이후 다양한 검사 항목이 조금씩 나빠졌다는 사실을 알 수 있다.

뇌경색이나 심근경색을 일으키면 목숨을 건지더라도 심각한 후유증이 남는 경우도 있다. 그래서 더더욱 대책을 세우는 타이밍이 매우 중요하다.

키는 사람들의 건강검진 결과를 보면 크게 나빠진 검사 항목이 눈에 띈다기보다는 '조금 나쁜 항목'이 여러 개 겹치는 경우가 많다는 것이다.

이는 내가 효고현 아마가사키 시청에서 공무원들의 건강을 관리하면서 깨달은 것으로, '과로사' 등으로 쓰러진 분들의 건강검진 데이터를 보면 혈압 및 혈당치는 조금 높은 정도였지만 고혈압이나 당뇨병으로 진단할 수 있는 수준은 아닌 경우가 많았다.

입사 당시부터의 데이터를 이어서 살펴보면 30대에서 40대 무렵부터 계속 비만이었고 40대가 넘어가면서 혈압과 중성 지방 등의 수치가 조금씩 높아졌다. 이렇게 데이터를 과거부터 현재까지 이어서 살펴보자 '이 시점에 대책을 세웠더라면……' 하는 아쉬움이 보이기 시작했다.

"병원에 가보라"는 말을 따른 사람은 고작 30%

건강검진 결과가 나쁘게 나온 사람 중에서 행동에 변화를 가져온 사람들의 비율은 얼마나 될까? 교토(京都)대학 팀이 조사한 바에 따르면 건강검진에서 '고혈압'이라는 결과가 나와 "병원에 가보세요"라는 말을 듣고 실제로 병원에서 진찰받은 사람의 비율을 보면, 최고혈압이 160 mmHg인 사람조차 1년 이내 진찰률은 30% 정도였던 것으로 보고됐다.*

* BMC Public Health. 2020; 20: 1419.

건강진단 결과가 나쁜 사람이 해서는 안 되는 일

일본의 다른 연구에서도 위와 같은 케이스에서 건강검진 후 1년 이내의 진찰률은 남녀 모두 30% 정도에 머물렀다. 건강검진에서 중증의 고혈압이라는 결과가 나와도 70%나 되는 사람들이 1년이 지나도록 병원에 가지 않는다는 이야기다. 이 결과를 보고 '나만 그런 게 아니었어'하고 안심하는 사람도 있을 것이다. 그러나 안심할 때가 아니다. 고혈압이

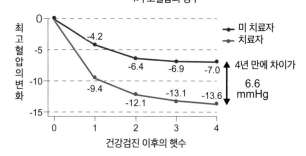

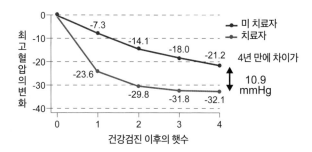

건강검진에서 고혈압이라는 결과를 받고 치료를 시작한 사람과 그렇지 않은 사람의
차이는 크게 벌어진다. BMC Public Health, 2020; 20: 1419.

라는 결과를 받고 병원에 가서 치료를 시작한 사람과 병원에 가지 않고 그대로 고혈압을 방치한 사람은 당연히 차이가 날 수밖에 없다. 고혈압은 중증도에 따라 1기 고혈압에서 2기 고혈압으로 나뉘는데, 1기 고혈압의 경우 치료를 잘 받은 사람과의 차이가 4년 후에는 6㎜Hg 정도 된다. 2기 이상 고혈압은 그 차이가 10㎜Hg 정도다. 병원에 가지 않고 방치한 사람과 치료를 시작한 사람의 차이는 이렇게나 크게 벌어지는 것이다.

혈관에 생긴 혹은 약을 먹어도 사라지지 않는다

자각증상이 나타나면 그때 병원에 가도 늦지 않다고 생각하는 사람들은 아마도 '현대 의학의 우수성'에 대한 믿음이 있을 것이다. 하지만 최신 의학으로도 어쩌지 못하는 것이 분명 있다. 예를 들어, 나쁜 콜레스테롤인 LDL 콜레스테롤이 동맥경화를 진행하게 한다는 사실은 잘 알려져 있다. LDL 콜레스테롤의 역할 가운데 하나는 혈관 내피 세포막의 재료로 쓰인다는 점이다. 그런데 LDL 콜레스테롤이 과다해지면 산화되어 '산화 LDL'이 된다. 이렇게 생성된 산화 LDL은 몸에서 이물질로 인식해 면역시스템의 하나이기도 한 대식세포(Macrophage)가 포식한다. 대식세포는 혈관 벽 안에서 콜레스테롤을 가득 채워 통통하게 살찐 '거품세포'가 된다. 그럼 혈관 벽이 혈관 안쪽으로 부풀어 오른 '플라크'라는 혹이 생긴다(37쪽 참조).

최근에는 LDL 콜레스테롤을 낮추는 약이 많이 알려지면서, 'LDL 콜레스테롤이 높아도 나중에 약을 먹으면 된다'고 생각하는 사람이 많은데 그건 오산이다. 물론 약을 먹으면 혈중 LDL 콜레스테롤을 낮출 수는 있다. 하지만 한 번 생긴 플라크는 없앨 수 없기 때문이다. 약으로 LDL 콜레스테롤을 잘 관리하면 플라크가 '작아진다'는 연구 결과는 있지만, 플라크가 완전히 사라져 원래대로 돌아가는 일은 없다. 이렇게 말하면 "그런가요?! 약을 먹으면 혈관에 있는 혹이 사라지는 줄 알았어요"라며 놀라는 사람이 적지 않다.

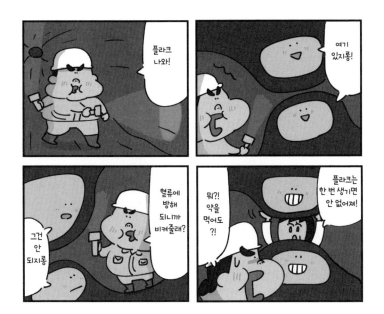

'혈관 질환'을 가볍게 보면
안 되는 이유

고혈압, 고혈당, 이상지질혈증이 동맥경화를 일으킨다

생애전환기 검진에서 중요하게 보는 것은 허리둘레(내장 지방), 혈압, 혈당치, 콜레스테롤과 크레아티닌 등 '혈관 상태'와 관련된 수치들이다. 왜냐하면 생애전환기 검진의 목적은 혈관을 지키는 데 있기 때문이다. 혈압과 혈당치가 높으면 혈관이 손상되어 동맥경화가 진행된다. 허리둘레를 보는 것은 내장 지방의 양을 추측하기 위해서다. 내장 지방이 일정량을 넘어서면 혈압과 혈당치를 높이는 나쁜 '생리 활성 물질(아디포사이토카인Adipocytokine)'이 분비된다.

고혈압이나 당뇨병, 이상지질혈증 등과 같은 생활습관병은 동맥경화를 진행하게 해 심근경색이나 뇌졸중의 위험성을 높인다. 2021년 <인구동태 통계>에 따르면 일본인의 사망 원인 2위는 '심질환(심장병)', 4위는 '뇌혈관 질환'이었으며, 이 두 가지가 전체의 22.2%를 차지했다. 이러한 혈관 질환이 직접적으로 생명을 앗아가고 있다.

당뇨병의 3대 합병증인 당뇨망막병증, 당뇨병성 신장 질환, 당뇨병성 말초신경병증도 실은 모두 장기의 혈관과 관련된 질병이다. 당뇨 합병증이 생기면 실명을 하거나 발을 절단하게 될 수도 있는데 이 또한 혈관 질환이 원인이다.

그럼, 혈관은 어떻게 손상되어 갈까? 고혈압의 경우 혈류의 압력 때문에 혈관의 내피세포가 손상되고 이후 섬유화*가 진행되어 딱딱해지다 동맥경화로 발전한다. 고혈당 상태가 되면 혈관 벽에 당이 끈적하게 들러붙고 거기에 백혈구가 모여들어 염증을 일으키면서 혈관이 손상된다. 내장 지방이 과다하게 축적되면 혈압과 혈당치를 높이는 물질과 혈전이 잘 생기는 물질이 지방 세포에서 분비되는 한편, 혈관을 회복시키는 물질의 분비는 줄어든다(자세한 내용은 57쪽을 참조). 고콜레스테롤혈증이 있으면 혈관 내에 '플라크'라는 혹이 생겨 혈관이 막힐 수 있다.

다음의 그림은 굵은 혈관의 동맥경화를 설명한 것이다. 이 그림은 내가 사후관리를 할 때 쓰던 것을 책에 싣고자 새로 만든 것이다. 이렇게

* 장기의 일부가 굳는 현상

그림으로 설명하면 자기 몸에서 일어나고 있는 일을 구체적으로 떠올릴 수 있어 상황을 진지하게 받아들이게 하는 데 도움이 된다.

건강진단 결과가 나쁜 사람이 해서는 안 되는 일

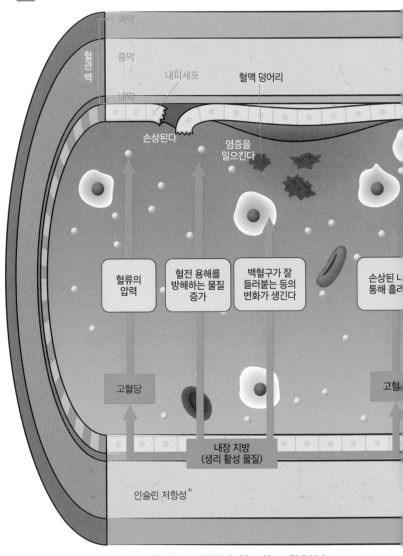

고혈압, 고혈당, 이상지질혈증은 혈관에 부담을 준다

외막

중막

혈관 벽

내피세포

혈액 덩어리

내막

손상된다

염증을
일으킨다

혈류의
압력

혈전 용해를
방해하는 물질
증가

백혈구가 잘
들러붙는 등의
변화가 생긴다

손상된 내
통해 흘러

고혈당

고혈

내장 지방
(생리 활성 물질)

인슐린 저항성*

일반인들이 이해하기 쉽도록 도식화한 것으로 의학적으로는 엄밀하지 않은 표현도 포함돼 있다

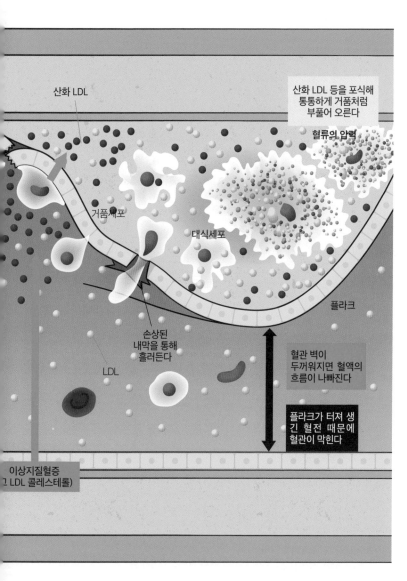

산화 LDL

산화 LDL 등을 포식해 통통하게 거품처럼 부풀어 오른다

혈류의 압력

거품세포

대식세포

플라크

손상된 내막을 통해 흘러든다

LDL

혈관 벽이 두꺼워지면 혈액의 흐름이 나빠진다

플라크가 터져 생긴 혈전 때문에 혈관이 막힌다

이상지질혈증 (그 LDL 콜레스테롤)

* 인슐린에 대한 우리 몸의 반응이 정상적인 기준보다 감소되어 있는 경우를 가리킨다

건강진단 결과가 나쁜 사람이 해서는 안 되는 일

가장 부담이 큰 것은 뇌·심장·신장의 세동맥·

혈액이 우리 몸의 모든 세포로 전달되는 과정을 살펴보자. 먼저 심장이 수축해 혈액이 분출되면 대동맥과 여기서 분지(分枝)**된 동맥을 거쳐 세동맥, 모세혈관의 순으로 흐른다. 모세혈관에서는 얇은 벽을 통해 혈중 산소, 당(글리코스), 지방, 물, 호르몬 등과 조직 내 노폐물의 교환이 이루어진다.

이 교환이 잘 이루어지려면 모세혈관에서 혈액을 일정한 느린 속도로 흘려보내야 한다. 반면, 심장에서 혈액을 분출하는 압력이 충분하지 않으면 혈액이 머리와 발끝까지 도달하지 못한다. 이 압력의 차이를 대동맥과 모세혈관 중간에서 조절하는 곳이 바로 세동맥이다. 심장에서 나온 혈액의 압력이 말단 모세혈관에서 35㎜Hg 정도 되도록 여기서 낮추는 것이다. 이러한 이유로 혈관 중에서 가장 손상될 위험성이 높은 곳이 바로 세동맥이라 할 수 있다.

먼저 뇌의 세동맥에 대해 살펴보자. 심장에서 보내진 혈액이 지나가는 가장 굵은 혈관인 대동맥은 내막, 중막, 외막의 삼중 구조로 되어있고 직경 또한 2.5㎝ 정도 된다. 거기서 계속 갈라져 목의 경동맥까지 오면 직경이 8㎜ 정도로 가늘어지는데, 여기에 가해지는 압력은 심장에

---

* 대동맥에서 갈라져 나온 동맥이 온몸에 이르러 다시 가느다랗게 갈라진 동맥
** 줄기에서 갈라져 나감

서 나왔을 때와 별반 차이가 없다. 혈관은 계속 분지하면서 가늘어져 뇌의 세동맥은 직경이 0.2㎜ 정도고, 이 끝에 연결된 모세혈관 가운데 가장 가는 것은 0.002㎜다. 뇌의 세동맥 중에는 '동맥 천공지'라는 곳이 있다. 뇌경색의 3분의 1 정도는 이 동맥 천공지에서 일어난다.

뇌의 세동맥이 막히기 쉬운 것은 구조가 복잡하기 때문이다. 손발의 혈관은 나뭇가지처럼 무리 없이 분지하여 있는데, 뇌혈관은 좁은 두개골 안에서 구불구불한 모습을 하고 있다. 뇌는 혈액의 20%가 모이는 곳인데, 이 많은 양의 혈액을 몸 구석구석에 있는 세포까지 보내기 위해 이런 구조로 되어있는 것이다. 이러한 이유로 뇌혈관은 상대적으로 부드러운 데다 우리 몸에 있는 대부분 동맥은 삼중 구조로 되어있는 데 반해, 뇌의 동맥은 외탄성판*이 없는 이중 구조로 되어있다.

뇌와 함께 세동맥의 부담이 유난히 큰 혈관이 있는 곳이 바로 심장과 신장이다. 뇌, 심장, 신장의 세동맥은 모두 굵은 혈관에서 거의 직각으로 갈라져 있어 그 연결 부위는 높은 압력에 노출된다. 다음의 그림은 뇌와 심장, 신장의 혈관에 관해 설명한 것이다. 나는 사후관리를 할 때도 다음 그림을 사용한다.

심장의 세동맥은 심장 근육으로 혈액을 보내는 '관상동맥'이다. 직경이 3㎜ 정도인 관상동맥은 직경이 2.5㎝나 되는 대동맥에 바로 붙어

* 혈관 중막을 단단히 지탱하는 탄성조직층

☑ 뇌·심장·신장의 '세동맥'이 가장 손상되기 쉽다

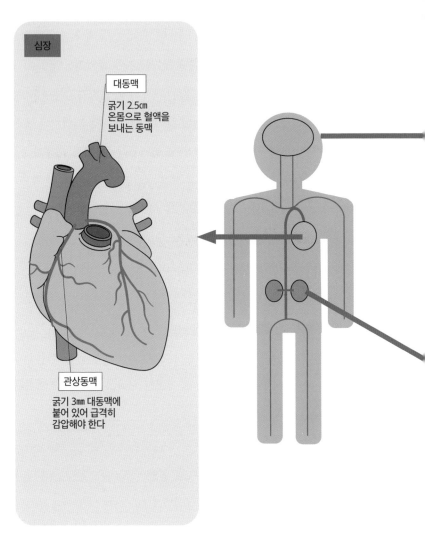

심장

대동맥

굵기 2.5㎝
온몸으로 혈액을
보내는 동맥

관상동맥

굵기 3㎜ 대동맥에
붙어 있어 급격히
감압해야 한다

일반인들이 이해하기 쉽도록 도식화한 것으로 의학적으로는 엄밀하지 않은 표현도 포함돼 있다

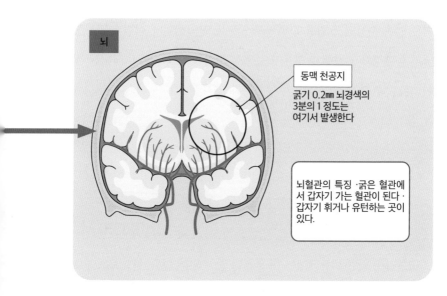

뇌

동맥 천공지

굵기 0.2㎜ 뇌경색의 3분의 1 정도는 여기서 발생한다

뇌혈관의 특징 ·굵은 혈관에서 갑자기 가는 혈관이 된다 · 갑자기 휘거나 유턴하는 곳이 있다.

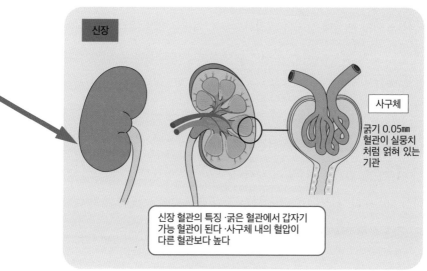

신장

사구체

굵기 0.05㎜ 혈관이 실뭉치처럼 얽혀 있는 기관

신장 혈관의 특징 ·굵은 혈관에서 갑자기 가능 혈관이 된다 ·사구체 내의 혈압이 다른 혈관보다 높다

건강진단 결과가 나쁜 사람이 해서는 안 되는 일

있기 때문에 급격히 감압해야 한다. 직각으로 꺾인 강을 상상해 보면 이해가 쉬울 것이다. 흐름이 갑자기 꺾이는 부분에 혈액이 부딪히면 그 벽은 쉽게 손상되고 혈관이 터지지 않도록 딱딱해진다. 이렇게 관상동맥의 동맥경화가 진행돼 혈류가 나빠지면 가슴에 통증이 나타나는 협심증의 위험성이 높아지고, 관상동맥이 막히면 심근이 죽는 심근경색을 일으킨다.

안저 검사와 신장 기능 검사로 세동맥의 상태를 알 수 있다

고혈압이 되면 세동맥에는 더 무리가 갈 수밖에 없고, 혈당치와 콜레스테롤 수치가 나쁘면 세동맥 안쪽에 있는 혈관 내피세포에 장애가 발생한다. 뇌의 세동맥 상태를 간접적으로 알아보는 방법의 하나가 '안저 검사'다. 안저 검사를 하는 목적이 녹내장이나 망막박리 등 안과 질환을 발견하기 위한 것으로만 아는 사람들이 많을 텐데, 눈의 망막 혈관을 보면 뇌의 세동맥 상태도 추측할 수 있다.

한편 심장의 혈관 상태는 심전도로 추측할 수 있다. 관상동맥의 흐름이 나빠지면 심근의 움직임이 나빠지는데, 그것이 심전도 결과로 나타나기 때문이다. 신장의 혈관 상태는 요단백과 크레아티닌으로 추측할 수 있다. 이들 검사에서 문제가 있다면 신장의 사구체라는 모세혈관 등에 문제가 발생했을 가능성을 부정할 수 없다. 기업이나 지자체에서 실시하는 건강검진에서는 안저 검사까지는 하지 않는 경우가 많은데, 요단백과 크레아티닌은 검사하는 경우가 많을 것이다. 이들 결과가 나쁠 때는 뇌와 심장의 혈관도 손상되었을 가능성이 있으니 주의가 필요하다. 소변 검사를 가볍게 여기는 사람들도 있는데 실은 매우 중요한 검사다.

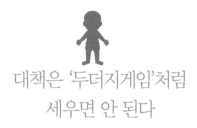

대책은 '두더지게임'처럼
세우면 안 된다

많은 항목을 동시에 개선하는 것은 보통 일이 아니다!

혈당치, 혈압, LDL 콜레스테롤 등 여러 항목이 참고치를 벗어나면 대체 어디서부터 개선해야 할지 몰라 당혹스러울 것이다. 이럴 때 건강검진 결과를 항목별로 따로따로 보면 '고혈당과 고혈압, LDL 콜레스테롤의 약을 한꺼번에 다 먹어야 하나?'라는 걱정도 생길 것이다.

참고치를 벗어난 항목별로 대책을 세우는 것은 보통 일이 아니다. 이렇게 하는 것을 보면 '두더지게임'이 연상된다. 두더지게임이 익숙하지 않은 사람은 두더지 머리가 두세 개 동시에 올라오면 손에 쥔 망치로 어느 것부터 두들겨야 할지 몰라 당황하곤 한다. 이처럼 여러 항목의 대책을 동시에 세우는 것은 매우 난감한 일이다.

건강검진 결과가 나쁠 때는 두더지게임처럼 대책을 세우는 것이 아니라 일본의 전통 놀이인 '다루마오토시' 방식으로 세우는 것이 좋다. 다루마오토시는 달마 모양을 한 블록을 쌓아 놓고 아래부터 망치로 쳐서 하나씩 빼내는 놀이다. 두더지게임처럼 위에서 닥치는 대로 두들기는 것이 아니라 다루마오토시처럼 밑에서부터 하나씩 없애가는 것이 대책의 철칙이다.

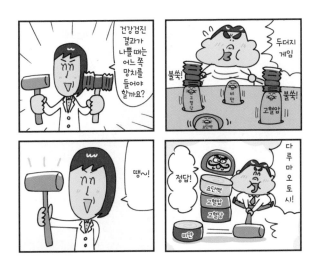

혈압과 혈당에 문제가 있지만 하나 아래를 보면 BMI와 허리둘레도 나쁘다는 것을 알 수 있다. 대책은 아래부터, 즉 감량을 통해 내장 지방을 빼는 것부터 시작하면 된다.

건강진단 결과가 나쁜 사람이 해서는 안 되는 일

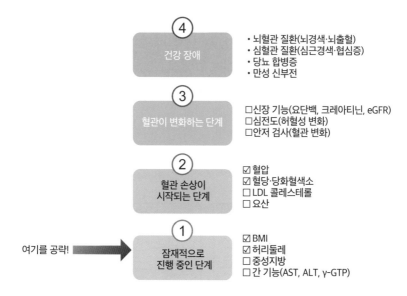

④ 건강 장애
- 뇌혈관 질환(뇌경색·뇌출혈)
- 심혈관 질환(심근경색·협심증)
- 당뇨 합병증
- 만성 신부전

③ 혈관이 변화하는 단계
- ☐ 신장 기능(요단백, 크레아티닌, eGFR)
- ☐ 심전도(허혈성 변화)
- ☐ 안저 검사(혈관 변화)

② 혈관 손상이 시작되는 단계
- ☑ 혈압
- ☑ 혈당·당화혈색소
- ☐ LDL 콜레스테롤
- ☐ 요산

여기를 공략! ➡

① 잠재적으로 진행 중인 단계
- ☑ BMI
- ☑ 허리둘레
- ☐ 중성지방
- ☐ 간 기능(AST, ALT, γ-GTP)

혈압과 혈당에 문제가 있지만 하나 아래를 보면 BMI와 허리둘레도 나쁘다는 것을 알 수 있다.
대책은 아래부터, 즉 감량을 통해 내장 지방을 빼는 것부터 시작하면 된다

　　다루마오토시 방식으로 대책을 세울 때는 22쪽에서 소개한 건강검진 결과로 혈관 상태를 예상하는 도표가 도움이 된다. 이 도표의 대단한 점은 자기 혈관 상태를 확인할 수 있을 뿐 아니라, '어느 결과치를 개선하면 지금의 상태가 좋아질지'에 대한 힌트도 얻을 수 있다는 것이다. 위의 도표는 ① ~ ④ 단계로 나누어져 있는데, 아래 단계에 있는 항목은 위 단계에 있는 항목이 악화되는 원인이 되는 경우가 많다. 그럼 예를

들어 위의 도표처럼 '혈압'과 '혈당'에 문제가 있을 경우 어느 쪽 대책을 우선하면 좋을까? 아니면 양쪽 대책을 동시에 진행해야 할까?

'한 단계 아래'를 보면 어떤 대책이 필요한지 알 수 있다

도표에서는 혈압과 혈당은 '②혈관 손상이 시작되는 단계'에 있다. 혈압과 혈당이 높아졌다면 당신의 혈관은 현재 손상이 시작됐다는 의미다. 다루마오토시 방식으로 대책을 세우려면 그 바로 아래 단계에 있는 '①잠재적으로 진행 중인 단계'를 봐야 한다. 여기서는 'BMI'와 '허리둘레'에 체크 표시가 되어있다. 만약 체중이 늘어 BMI가 높아지고 허리둘레도 참고치를 넘어 내장 지방이 쌓였다면, 이것 때문에 한 단계 위에 있는 '혈압'과 '혈당'에 문제가 생겼을 가능성이 있다.

다루마오토시 방식으로 '아래 단계'부터 해결해나가기 위해 먼저 해야 할 것은 BMI와 허리둘레를 개선하는 것, 즉 '감량'을 해야 한다는 것을 알 수 있다. 살이 찌면서 쌓인 내장 지방이 혈압과 혈당치를 높이는 원인이 됐을 가능성이 있기 때문이다. 체중을 줄여 내장 지방이 빠지면 BMI와 허리둘레가 개선될 뿐 아니라 혈압과 혈당도 자연히 내려간다. 단, 혈압은 참고치를 넘지만, BMI와 허리둘레는 정상 범위인 사람도 있다. 이러한 경우는 고혈압의 원인이 내장 지방이 아니라 염분의 과다 섭

건강진단 결과가 나쁜 사람이 해서는 안 되는 일

취나 유전적 소인* 때문이라 볼 수 있다. 이렇게 원인을 찾으면 예방이 가능해진다.

이 밖에도 '①잠재적으로 진행 중인 단계'에 있는 항목 가운데 '간 기능'이 나빠지면 당 대사나 콜레스테롤의 합성이 원활하게 이루어지지 않기 때문에 그 위 단계에 있는 '혈당' 및 'LDL 콜레스테롤' 수치와 관련이 있다. '중성 지방'이 높아지면 매우 나쁜 LDL이 늘어 간접적으로 혈관 장애가 촉진된다.

고혈압과 고혈당 등을 방치하면 혈관 장애가 진행되다 결국 심혈관 질환이나 당뇨 합병증, 만성 신부전 등으로 발전할 우려가 있다. 그렇게 되기 전에 앞서 말한 방식으로 근본 원인부터 대책을 세우는 것이다. 그렇게 하면 심각한 혈관 질환을 더 효과적으로 예방할 수 있다.

* 어떤 질병을 일으키기 쉬운 유전적 소질

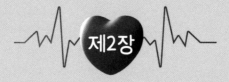

제2장

건강진단 결과가
나쁜 사람의

몸에서 일어나고 있는 일

허리둘레

대사증후군은 뇌졸중과
심근경색의 "시한폭탄 스위치"

'나는 내장 지방형 비만일까? 피하 지방형 비만일까?'

여기서는 건강검진 항목별로 각각의 수치가 나빠졌을 때 우리 몸속에서는 어떤 일이 벌어지고 있는지와, 대책을 세울 때 어떤 점에 주의를 해야 하는지 살펴본다. 먼저 허리둘레에 대해 알아보자. 대사증후군의 판정 기준 가운데 하나가 허리둘레다. 허리둘레가 '남성은 85cm 이상, 여성은 90cm 이상'일 경우 내장 지방이 과잉 축적되어 있을 가능성이 있고, 혈관 장애가 잠재적으로 진행되고 있다고 볼 수 있다.

☑ 대사증후군 진단 기준

필수 항목 허리둘레		남성 85cm 이상 여성 90cm 이상
다음 중 두 항목 이상		
지질	중성지방 또는 HDL 콜레스테롤	150mg/dL 이상 40mg/dL 미만
혈압	수축기 혈압(최고 혈압) + 또는 이완기 혈압(최저 혈압)	130mmHg 이상 85mmHg 이상
혈당	공복 시 고혈당	100mg/dL 이상

허리둘레가 참고치를 넘고 여기에 혈압, 혈당, 지질 가운데 두 개 이상이 참고치를 벗어나면 대사증후군으로 진단된다. 반대로 허리둘레만 참고치 내면 고혈당, 고혈압, 고중성지방이 다 있어도 대사증후군으로 진단되지 않는다. 대사증후군은 '배가 나왔다.' 즉, '내장 지방이 쌓여 있다'가 대전제인 것이다. 이 때문에 일본에서는 대사증후군이란 뜻의 영어 메타볼릭 신드롬(metabolic syndrome)을 '내장 지방 증후군'으로 번역하고 있다.

그렇다고 허리둘레가 참고치를 넘지만 않으면 안심해도 된다는 이야기는 아니다. 배는 나오지 않았지만, 고혈당과 고혈압이 있으면 혈관 장애의 위험성이 있다. 뒤에서 자세히 설명하겠지만, 내장 지방이 축적되어 있다면 뇌졸중과 심근경색 등의 발병 가능성이 높은 상태인 것은 거의 확실하다.

한편 '비만은 건강에 나쁜 것'으로 알려져 있는데, 실은 모든 비만이 위험한 것은 아니다. 비만은 지방이 축적되는 부위에 따라 '피하 지방형'과 '내장 지방형'으로 나뉘는데, 문제가 되는 것은 내장 지방이 축적된 비만이다.

내장 지방은 말에서 느껴지는 이미지 때문에 간이나 심장 등 장기에 지방이 쌓이는 것으로 오해하는 사람도 있는데, 그런 것은 아니다. 복근 안쪽에서 장을 감싸고 지탱해주는 장간막에 붙는 지방이 내장 지방이다. 여기에 위치하기 때문에 내장 지방이 늘면 배가 나오는 것이다.

✅ **비만의 두 가지 유형**

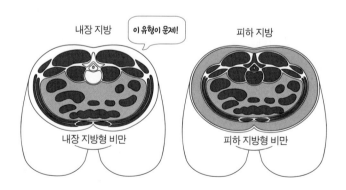

건강진단 결과가 나쁜 사람의 몸에서 일어나고 있는 일

내장 지방이 쌓이면 왜 좋지 않을가?

그럼 왜 내장 지방이 쌓이면 심혈관질환(뇌졸중이나 심근경색 등)의 발병 위험성이 커질까?

지방조직을 구성하는 지방 세포는 '지방의 비축고'일 뿐 아니라 '내분비기관'이기도 해서 다양한 생리 활성 물질(아디포사이토카인)을 분비한다. 생리 활성 물질은 본래 당과 지질의 대사를 원활하게 하는 작용을 하지만, 지방 세포가 일정 수준 이상으로 비대해지면 혈당치를 낮추는 호르몬인 인슐린의 작용을 저해하거나 혈압을 높이라는 명령을 내리는 유해 생리 활성 물질이 분비되어 고혈당, 고혈압, 이상지질혈증, 더 나아가서는 동맥경화가 진행되며 심혈관질환을 일으키는 원인이 된다.

지방 세포의 비대화는 피하 지방에서도 나타나지만, 유해 물질을 분비하는 것은 비대해진 내장 지방뿐인 것으로 알려져 있다. 지방 세포는 중성 지방으로 채워져 있는데, 일정 크기까지 커지지 않으면 유해 생리 활성 물질을 분비하지 않으니 그 한계를 넘길 때까지 커지지 않도록 해야 주의해야 한다.

☑ 비대해진 지방세포는 유해 생리 활성 물질을 분비한다

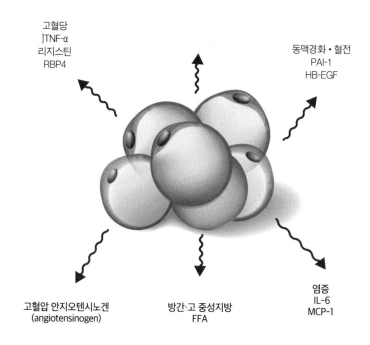

고혈당
]TNF-α
리지스틴
RBP4

동맥경화·혈전
PAI-1
HB-EGF

고혈압 안지오텐시노겐
(angiotensinogen)

방간·고 중성지방
FFA

염증
IL-6
MCP-1

우리 선조들은 오랜 세월 기아를 견디며 살아남았다. 먼 옛날에는 냉장고도 없었기 때문에 먹을 수 있을 때 먹어 체내에 에너지를 저장해두는 수밖에 없었다. 그래서 지방 세포라는 캡슐에 섭취한 에너지를 지방으로 바꿔 채워 두고 그것을 조금씩 사용하는 시스템이 생겨 생존해왔을 것이다.

밥이나 메밀 등의 당질이나 닭가슴살 등에 함유된 단백질도 에너지

건강진단 결과가 나쁜 사람의 몸에서 일어나고 있는 일

로 쓰이지 않으면 모두 중성 지방의 형태로 축적된다. 당과 단백질은 1g
이 4㎉인 데 반해 지방은 같은 1g이 9㎉이기 때문에 지방 세포에 에너
지를 저장하는 시스템은 효율이 좋은 셈이다.

하지만 20세기 이후, 인류가 경험한 적 없는 포식의 시대가 도래하면
서 이 시스템이 무용지물 수준을 넘어 유해 생리 활성 물질을 분비하는
수준까지 지방 세포가 중성 지방을 쌓아두게 된 것이다.

유해 물질이 혈압, 혈당의 상승, 이상지질혈증을 일으킨다

일정 수준 이상으로 커진 지방 세포가 분비하는 유해 물질에 대해
살펴보자. 먼저 TNF-α는 인슐린이 잘 듣지 않는 '인슐린 저항성'을 일으
킨다. 그 결과 혈중 포도당이 근육이나 간으로 잘 흡수되지 않아 혈당
치가 상승하게 된다. 인슐린이 잘 듣지 않으면 몸은 인슐린이 부족한 것
으로 인식해 더 분비하라는 명령을 내린다. 그럼 인슐린이 추가로 분비
되어 혈액은 인슐린이 과잉된 '고인슐린혈증' 상태가 된다. 이 또한 몸속
에서 2차적으로 나쁜 작용을 일으켜 혈압과 요산 수치를 상승시킨다.

'안지오텐시노겐'이라는 물질에는 혈압을 높이도록 명령하는 작용이
있다. PAI-1은 혈액이 쉽게 응고되게 만들어 혈전이 잘 생긴다. 내장 지
방에 다 저장하지 못하고 남은 중성 지방이 혈중에 넘쳐나면 중성 지방

의 혈중 농도가 올라 이상지질혈증이 된다.

이렇게 혈당치와 혈압, 요산 수치가 높아지고 이상지질혈증 등의 상태가 장기간 지속되면 동맥경화가 진행되다 뇌졸중이나 심근경색을 일으키게 된다. 즉, 내장 지방이 축적된 상태는 뇌졸중이나 심근경색 등의 심혈관질환을 일으키는 '시한폭탄 스위치'가 눌린 것이나 다름없다. 내장 지방을 줄이지 않는 한 시한폭탄은 멈출 수 없다. 물론 혈압약을 복용하는 등 대증요법도 중요하지만, 내장 지방을 줄이지 않는 한 계속 위험인자가 쌓여 혈관은 점점 더 손상된다.

참고로 내장 지방이 쌓이면 혈관 벽에 염증을 일으키는 물질이 내장 지방 세포에서 분비되거나 염증을 진정시키는 물질의 분비를 감소시키기 때문에 온몸의 혈관에서 염증이 잘 생긴다. 염증을 멈추기 위해 면역 세포가 동원되기 때문에 내장 지방이 쌓인 사람의 몸속은 말하자면 항상 소방차가 출동한 상태가 되는 것이다. 이 상태에서 코로나19와 같은 병원체가 들어오면 혈관이나 폐 등 장기에 염증이 잘 생길 뿐 아니라 면역세포가 제대로 싸울 수 없어 중증화의 위험성이 커진다.

체중 및 BMI가 높지 않아도 안심할 수 없다

그럼 내장 지방은 어느 정도 축적되면 좋지 않을까? 앞서 설명했듯

건강진단 결과가 나쁜 사람의 몸에서 일어나고 있는 일

이 내장 지방이 유해 물질을 분비하는 것은 일정 크기에 도달했을 때인데, 대략 배꼽 부위 몸통 단면의 내장 지방 면적이 100㎠ 정도다. 허리 둘레로 보면, 남성은 85㎝, 여성은 90㎝다. 이것이 바로 대사증후군의 진단 기준이다.

그런데 허리둘레 참고치는 왜 남성보다 여성이 클까? 여성은 피하 지방부터 쌓이는 특징이 있기 때문이다. 이에 반해 남성은 여성만큼 피하 지방이 쌓이지 않고 바로 내장 지방이 쌓이는 경향이 있다. 단, 여성도

☑ 좋은 비만과 나쁜 비만

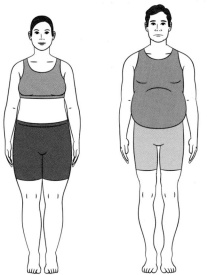

피하 지방형 비만(좋은 비만)   내장 지방형 비만(나쁜 비만)

내장 지방이 쌓여 배가 볼록하게 나오는 것이 '내장 지방형 비만'이고, 하반신을 중심으로 피하에 지방이 붙는 것이 '피하 지방형 비만'이다. 피하 지방은 나쁜 생리 활성 물질을 분비하지 않기 때문에 대사증후군의 위험성 측면에서는 '좋은 비만'이라 할 수 있다.

폐경 후에는 내장 지방이 잘 쌓이니 주의해야 한다.

겉으로는 살이 찌지 않았지만 내장 지방이 쌓여 배가 나온 '숨은 비만'도 위험하다. 일본비만학회는 체중(kg)÷키(m)÷키(m)로 계산하는 BMI가 25 이상이면 '비만'으로 정의하고 있는데, BMI가 25 미만이라도 내장 지방의 면적이 100cm² 이상인 경우도 있다. 과거 아마가사키 시에서 분석한 데이터에서는 BMI가 25 미만이고 내장 지방의 면적이 100cm² 이상인 사람은 BMI가 25 이상이고 내장 지방의 면적이 100cm² 미만인 사람보다 고혈압, 고혈당, 이상지질혈증 등의 위험인자 수가 많은 경향이 있었다[*]. 다시 말해 뚱뚱해 보이지 않아도 내장 지방이 축적된 것은 '위험한 비만'이고, 보기에는 뚱뚱해 보여도 내장 지방이 없으면 '무섭지 않은 비만'이라는 것이다.

단 내장 지방이 참고치를 벗어나지 않았어도 체중이 많이 나가면 관절에 무리가 갈 수 있고, 비만은 대장암과 유방암의 위험성을 높인다. BMI가 25 이상이고 건강 장애를 동반하는 비만은 '비만증'으로 정의되는데 이는 절대 방치해서는 안 된다.

'혈관 건강' 측면에서 가장 문제가 되는 것은 역시 '내장 지방의 축적 여부'다. 젊을 때보다 배꼽 주변이 뚱뚱해지기 시작했다면 주의해야 한다. 건강검진 결과 혈압과 혈당치가 이전보다 오르지 않았는지 확인해

[*] Diabetes Care. 2007 Sep; 30(9): 2392.

건강진단 결과가 나쁜 사람의 몸에서 일어나고 있는 일

봐야 한다. 허리둘레와 함께 늘었다면 위험한 비만이다.

남성은 30~40대부터, 여성은 50~60대부터 주의하자

그럼 내장 지방은 언제부터 주의해야 할까? 젊을 때는 '기초대사량'이 높아 많이 먹어도 살이 잘 찌지 않는다. 기초대사란 아무것도 하지 않고 가만히 있어도 생명을 유지하기 위해 내장과 뇌를 움직이는 데 소비되는 에너지 대사를 말한다. 근육량이 많으면 몸을 조금만 움직여도 에너지가 소비되어 기초대사량이 높아진다. 반면 근육이 빠지면 태우는 에너지양도 줄어 기초대사량은 떨어진다.

남성은 30대 후반부터 기초대사가 떨어지기 시작해 남는 에너지는 내장 지방으로 축적되기 시작한다. 65세나 70세를 넘으면 근육과 피하 지방이 줄어 손발이 가늘어지는데, 비축고 역할을 하는 내장 지방은 줄지 않아 배만 볼록하게 나온 사람이 늘어나는 것이다.

한편 여성은 난소 기능이 활발할 때는 여성 호르몬인 에스트로젠(estrogen) 덕분에 살이 쪄도 먼저 피하 지방에 지방이 축적돼 내장 지방이 잘 쌓이지 않는다. 이 때문에 여성은 남성보다 대사증후군 발병 위험이 낮다. 그런데 폐경이 되면 피하 지방에 더해 내장 지방도 쌓이기 시작한다. 그래서 여성은 50~60대 이상이 되면 대사증후군의 위험성이 높아진다.

즉, 남성은 30대 후반부터, 여성은 50~60대 이후부터 내장 지방이 쌓이지 않도록 평소에 주의해야 한다. 30~40대부터 내장 지방이 쌓이면 그만큼 오랫동안 나쁜 물질이 분비되는 것인데, 이런 사람들이 어느 날 갑자기 쓰러진다. 28쪽에서 소개한 아마가사키시 공무원들의 데이터에서도 30대부터 살이 찌기 시작해 이후 혈압과 혈당치가 높아지다 50대에 쓰러지는 패턴이 많았다.

'배가 나온 사람들' 중에서 고혈압과 고혈당, 이상지질혈증 등의 위험 인자를 가진 경우는 내장 지방을 줄이는 노력을 시작해야 한다. 다행히 내장 지방은 피하 지방보다 빼기 쉽다는 특징이 있다.

과식하지 말고 근육량을 유지하자

대사증후군이란 복부비만, HDL-cholesterol, 혈압, 공복 시 혈당, 중성 지방의 5가지 인자 중 3가지 이상의 장애가 있는 경우로 정의된다. 대사증후군의 원인 중 하나는 깨진 영양 균형이다. 인슐린 저항성이 가장 중요한 원인으로 최근 급격한 생활 수준의 향상으로 인해 과거 영양부족 문제보다는 영양과잉과 서구화된 식생활로 발생 빈도가 증가하고 있다. 대사증후군의 치료를 위해서는 운동과 함께 식사 조절이 필요하다.

식사요법의 실제

1. 하루 3끼 식사를 거르지 않는 것이 좋다.

2. 일정한 시간에 규칙적으로 식사하는 것이 좋다.

3. 식사는 천천히 꼭꼭 씹어서 먹는 것이 좋다.

4. 기름기 적은 음식을 위주로 섭취하는 것이 좋다.

5. 음식은 짜지 않게 섭취하는 것이 좋다.

6. 인스턴트나 패스트푸드보다는 자연에서 채취한 음식, 집에서 조리한 음식을 선택한다.

7. 후식, 음료 등의 단 음식은 주의한다.

8. 음식은 골고루 섭취하는 것이 좋다.

9. 간식은 열량이 적게 나가는 것으로 선택하는 것이 좋다.

10. 섬유소 많은 음식으로 물과 함께 충분히 섭취하는 것이 좋다.

신선한 채소를 비롯한 잡곡, 어육류, 생선, 두부, 견과류 그리고 제철 과일과 우유 등 균형 잡힌 식사를 하는 것이다.

남은 에너지를 소비하기 위해 몸을 움직이는 것도 중요하다. 매일 30분 이상 몸을 움직여야 한다. 나이가 들면 근육량이 줄어 심신이 노쇠(frailty)해질 위험성이 높아진다. 따라서 근육량이 떨어지지 않도록 몸을 움직여야 한다. 건강을 위해 걷기를 하는 사람들이 많은데, 걷기만으로는 근육량을 늘리는 효과를 기대하기 어렵다. 산책 코스에 비탈길이나 계단을 오르내리는 육교 등을 넣어서 근육에 부하를 가하는 것이 좋다.

허리둘레의 포인트

- 허리둘레가 남성은 85㎝ 이상, 여성은 90㎝ 이상이면 내장 지방이 축적되어 있을 가능성이 있다.
- 내장 지방이 비대해지면 유해 물질이 방출돼 혈압 및 혈당의 상승, 이상지질혈증 등을 초래한다.
- 비만이 아니더라도 배가 나온 사람은 주의해야 한다.
- 30~40대부터 내장 지방이 쌓이면 그만큼 오랫동안 나쁜 물질이 계속 분비되는 것이다.
- 내장 지방을 줄이는 요령은 필요한 영양소를 골고루 섭취하는 것이다.

건강진단 결과가 나쁜 사람의 몸에서 일어나고 있는 일

혈압 150mmHg는
'물을 2m 높이로 뿜어 올릴 힘'

당신의 혈압은 어느 단계일까?

고혈압은 사람들에게 가장 많은 생활습관병이다. 매우 흔한 질병인데다 혈압이 높아도 거의 자각증상이 없어 불편함을 느끼지 못하다 보니 방치하는 사람들이 많은 것 같다.

하지만 고혈압은 결코 가벼이 여겨서는 안 되는 질병이다. 방치하면 동맥경화가 진행되다 뇌졸중(뇌경색, 뇌출혈, 지주막하출혈 등), 심장병, 신장 장애 등을 일으켜 목숨을 잃을 위험성도 높아진다. 일본인이 감염증 이외의 질병(비감염성 질환) 탓에 사망한 경우에 관한 연구에 따르면 고혈압은 담배에 이어 두 번째로 높은 위험인자였다*. 연간 10만 명 안팎의 사람이 고혈압을 주원인으로 하는 질병으로 사망하는 것으로 알려져 있다.

게다가 뇌졸중은 목숨을 건져도 몸에 장애가 남는 경우도 많아 돌봄이 필요한 상태에 이를 수도 있다. 2022년 <국민 생활 기초 조사>에 따르면 '요 지원 및 요 돌봄 상태가 되는 원인'은 뇌졸중이 16.1%로, 1위인 치매(16.6%)에 이어 2위였다.

최고 혈압이 140mmHg 이상 또는 최저 혈압이 90mmHg 이상이면 고혈압으로 진단되며, '1기 고혈압'→'2기 고혈압'으로 중증도가 올라갈수록 심혈관질환으로 인한 사망률이 높아지는 것으로 알려져 있다. 정상 혈압은 수축기 120mmHg 미만, 확장기 80mmHg 미만이다. 수축기 혈압 120~139mmHg는 고혈압은 아니지만, 정상이라고도 할 수 없는 고혈압 전 단계. 이 단계에 있는 사람들도 혈압이 정상인 사람들에 비하면 심장병으로 사망할 위험성이 확실히 높아지는 것으로 알려져 있다.

다음의 도표에 자신의 수축기혈압(최고혈압)과 확장기 혈압(최저 혈압)에 '○'를 치고 어느 단계에 있는 확인해 보자. 도표에 '○' 표시를 해보면 자신의 혈압이 상당히 높거나 표 바깥으로 벗어나 있어 놀라는 사람도 있을 것이다. 그것이 자신의 혈압 단계라는 사실을 진지하게 받아들여야 한다.

* Lancet, 2011 Sep; 378(9796): 1094-105.

건강진단 결과가 나쁜 사람의 몸에서 일어나고 있는 일

혈압이 높으면 혈관에 어떤 영향을 줄까?

혈압이 높으면 심혈관질환 위험성이 높아진다고 해도 잘 실감하지 못하는 사람들이 많을 것이다. 이게 얼마나 무서운 것인지 이해를 돕기 위해 혈압이란 대체 무엇인지 원론적인 설명부터 하겠다.

혈압이란 심장에서 뿜어져 나온 혈액의 압력을 말한다. 흔히 말하는 '최고 압력'은 심장이 수축하여 혈액을 분출할 때 대동맥 등의 혈관에 가해지는 '수축기혈압'을 의미한다. '최저 혈압'은 '확장기 혈압'이라고도 하며, 심장이 이완됐을 때 수축기혈압에 의해 부풀어 오른 혈관 벽이 원래대로 돌아가려 할 때 혈관 내에 있는 혈액을 밀어내는 압력을 말한다.

혈압의 단위는 'mmHg'다. mm은 길이를 나타내는 밀리미터이고, Hg는 수은의 원소기호이다. 즉, 수은을 몇 mm 끌어올리는 힘인지를 의미한다. 예를 들어 150mmHg는 수은을 150mm 끌어올리는 힘이다. 예전의 아날로그식 혈압계는 실제로 수은을 사용했다. 팔에 커프를 두르고 커프에 공기를 주입해 팔을 압박하면 은색의 수은주가 쑥쑥 위로 올라가던 것을 기억하는 이도 있을 것이다. 참고로 이렇게 측정된 혈압에 13.6을 곱하면 수압이 된다. 예를 들어 150mmHg에 13.6를 곱하면 약 2m다. 사람의 키보다 높게 물을 뿜어 올릴 힘이라는 뜻이다.

심장은 하루에 약 10만 번 수축하니 혈압이 150mmHg인 사람의 경우, 직경이 겨우 몇 mm밖에 되지 않는 혈관에 물을 2m 높이로 뿜

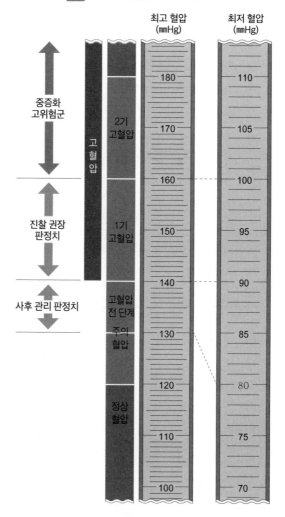

당신의 혈압은 어느 단계일까?

| 최고 혈압 (mmHg) | 최저 혈압 (mmHg) |

중증화
고위험군

진찰 권장
판정치

사후 관리 판정치

고혈압

2기
고혈압

1기
고혈압

고혈압
전 단계

주의
혈압

정상
혈압

180

170

160

150

140

130

120

110

100

110

105

100

95

90

85

80

75

70

자신의 혈압에 'O'표시를 해 보자
이는 대한고혈압학회와 미국심장학회의 혈압의 기준입니다.

건강진단 결과가 나쁜 사람의 몸에서 일어나고 있는 일

어 올리는 힘이 매일 10만 번씩 가해지고 있는 것이다. 뇌는 심장보다 높은 곳에 있기에 중력을 거슬러 혈액을 뇌의 구석구석까지 공급하기 위해 어느 정도 높은 혈압이 필요하다. 그래서 목이 긴 기린은 혈압이 300~400mmHg나 된다고 한다.

혈압이 오르는 3대 원인

고혈압이라는 말을 들으면 "약은 먹고 싶지 않고 염분을 줄여보겠습니다"라고 말하는 경우가 많은데, 고혈압의 원인은 사람마다 다르다. 그래서 식사할 때 염분 섭취를 줄이면 일반적으로 혈압은 내려가지만 바로 내려가는 사람과 좀처럼 쉽게 내려가지 않는 사람이 있다. 즉, 같은 고혈압이라도 원인이 다르면 치료 방법을 바꿔야 한다. 고혈압의 원인은 크게 다음의 세 가지로 나뉜다.

고혈압의 3대 원인

① 스트레스나 유전으로 인한 심장박출량의 증가

② 동맥경화로 인한 말초혈관의 저항

③ 염분 과다 섭취 및 비만으로 인한 혈액량의 증가

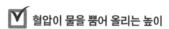

혈압이 물을 뿜어 올리는 높이

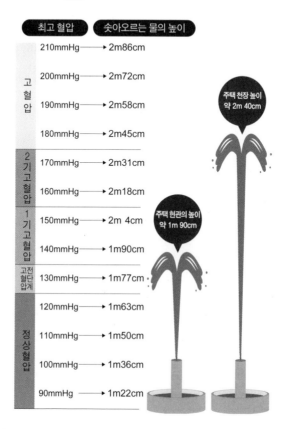

최고 혈압		솟아오르는 물의 높이
고혈압	210mmHg →	2m86cm
	200mmHg →	2m72cm
	190mmHg →	2m58cm
	180mmHg →	2m45cm
2기 고혈압	170mmHg →	2m31cm
	160mmHg →	2m18cm
1기 고혈압	150mmHg →	2m 4cm
	140mmHg →	1m90cm
고전혈단압계	130mmHg →	1m77cm
정상혈압	120mmHg →	1m63cm
	110mmHg →	1m50cm
	100mmHg →	1m36cm
	90mmHg →	1m22cm

주택 천장 높이
약 2m 40cm

주택 현관의 높이
약 1m 90cm

자신의 혈압에 'O'표시를 해 보자
이는 대한고혈압학회와 미국심장학회의 혈압의 기준입니다.

건강진단 결과가 나쁜 사람의 몸에서 일어나고 있는 일

'스트레스나 유전으로 인한 심장박출량의 증가'란 심장이 수축하는 힘이 강해져 혈압이 상승하는 상태로, 이른바 '심장이 두근거리는 유형의 고혈압'이다. 스트레스가 있거나 수면이 부족하면 자율신경의 교감신경이 우세해져 혈관이 수축하고 몸이 전투 태세로 바뀌면서 혈압이 오른다.

인류는 아주 먼 옛날 맹수와 적의 위협 속에서 살아왔다. 적과 싸우거나 도망쳐야 할 때는 뇌뿐 아니라 민첩하게 움직이기 위해 온몸의 근육에 충분한 혈액을 공급해야 한다. 이를 위해 혈관을 수축시켜 재빨리 중요한 장기에 혈액을 보낼 수 있도록 자율신경이 작동하는 것이다.

이것이 지금까지 남아 맹수와 싸울 필요가 없는 현대인도 스트레스가 생기면 전투 태세의 스위치가 켜져 혈관이 수축하는 것으로 보인다. 그런데 개중에는 유난히 작은 자극에도 교감신경이 우세해져 혈관이 바짝 수축해 혈압이 오르는 유형의 사람이 있다. 이런 '스트레스로 혈압이 잘 오르는 체질의 사람'은 나이가 들면 혈관이 딱딱해져 40대 무렵부터 혈압이 오르기 시작한다.

유전적으로 교감신경이 우세해지기 쉬운 유형의 사람은 염분 섭취를 줄이는 것만으로는 혈압을 충분히 조절할 수 없다. 이 유형은 마른 고혈압에서 흔히 볼 수 있다. 부모, 형제자매, 조부모 등 2촌 이내 가족 중에 고혈압인 사람이 있거나 뇌졸중 등 심혈관질환으로 사망한 사람이 있다면 이 유형일 가능성이 높다.

다음으로 '동맥경화로 인한 말초혈관의 저항'에 대해 살펴보자. 여기에 해당하는 사람들은 혈당치나 콜레스테롤이 높은데, 이것이 바로 생활습관병이다. 말초혈관(손발 등 말초에 혈액을 보내는 혈관)에서 동맥경화가 발생하면 혈액이 원활하게 흐르지 못하기 때문에 혈압을 올려야만 한다. 그런데 일단 혈압이 오르기 시작하면 강한 힘이 가해지기 때문에 터지지 않도록 혈관이 딱딱해져 동맥경화가 더 진행된다. 그럼 혈압은 더 오르는 악순환에 빠지게 되는 것이다. 혈액 속에 콜레스테롤이나 중성 지방이 늘거나 혈당치가 높아져도 흐름이 나빠진다. 이렇게 말초혈관의 저항이 강해져 혈압이 높아지는 것이다.

세 번째 '염분 과다 섭취 및 비만으로 인한 혈액량의 증가'다. 염분을 많이 섭취하면 혈액의 나트륨 농도가 올라간다. 사람의 몸에는 항상 혈액의 나트륨 농도를 일정하게 유지하려는 작용이 있다. 염분을 과다 섭취하면 혈액의 나트륨 농도를 낮추기 위해 다른 세포에서 수분을 가져와 희석하려 하므로 혈액량이 늘어난다. 염분을 2g 섭취하면 나트륨 농도를 유지하기 위해 혈액이 2L 늘어난다고 한다. 몸을 순환하는 혈액량(순환 혈액량)이 늘면 심장에서 많은 혈액을 밀어내기 위해 혈압이 오른다.

비만에서 특히 문제가 되는 것은 내장 지방이다. 56쪽에서도 설명했듯이 살이 찌면서 커진 내장 지방은 나쁜 생리 활성 물질(아디포사이토카인)을 분비한다. 생리 활성 물질의 일종인 안지오텐시노겐에는 혈압을 높이는 작용이 있다. TNF-α로 인해 인슐린의 기능이 떨어지면 혈액 속에 인슐린이 많은 '고인슐린혈증' 상태가 되는데, 이 상태에서는 나트륨이 몸 밖으로 배출되지 않아 순환 혈액량이 늘어난다.

유형별 고혈압 대책은?

지금까지 설명한 바와 같이 고혈압의 원인은 크게 세 가지다. 정리하자면 고혈압 대책에서 보면 염분 섭취를 줄이면 효과가 잘 나타나는 경우와 그렇지 않은 경우로 나눌 수 있다. 염분 섭취를 줄이면 효과가 잘 나타나는 것은 '순환 혈액량이 늘어나는 유형'이고 그렇지 않은 것은 '심장박출량이 증가하는 유형'과 '말초혈관의 저항이 커지는 유형'이다.

☑ **염분 감량이 효과적인 유형과 그렇지 않은 유형**

순환 혈액량이 늘어나는 유형	• 심장의 박출력이 증가하는 유형 • 말초혈관의 저항이 커지는 유형
'염분 감량'이 효과적인 경우가 많다	'염분 감량'이 효과적이지 않다 약, 운동, 긴장 완화도 중요하다
【이런 사람에게 많다】 • 대사증후군인 사람 • 비만 기미가 보이는 당뇨병이 있는 사람 • 신장 기능이 떨어진 사람 • 식염 감수성*이 있는 사람(고령자 등)	【이런 사람에게 많다】 • 젊을 때부터 혈압이 높은 사람 • 쉽게 짜증내는 사람 • 고령자

순환 혈액량이 늘어나는 유형은 대사증후군인 사람에게서 잘 나타난다. 내장 지방이 늘면 '고인슐린혈증' 상태가 되고 신장에서는 나트륨의 재흡수가 촉진된다. 한 번 버린 나트륨을 다시 혈액으로 되돌리기 때문에 혈중 나트륨 농도가 상승하고 이를 낮추기 위해 혈액량이 늘어나는 것이다. 이런 유형의 사람이 염분 섭취를 줄이면 혈중 나트륨 농도를 조절할 수 있기 때문에 강압 효과가 커진다. 대사증후군에 고혈압까지 있으면 내장 지방을 줄이고 여기에 염분 섭취도 줄이면 강압 효과가 있다는 사실을 기억해 두자.

비만 기미가 보이고 당뇨병이 있는 사람이나 당뇨병 예비군인 사람도 인슐린이 많이 분비되는 인슐린 혈증으로 인해 순환 혈액량이 많아지기 때문에 염분 감량이 효과적이다. 신장 기능이 저하돼 나트륨을 잘 배출하지 못하는 사람도 염분 섭취를 줄이면 효과를 기대할 수 있다.

염분을 섭취하면 혈압이 잘 오르는 유형의 사람과 염분을 섭취해도 혈압이 잘 오르지 않는 유형의 사람이 있다. 일본인의 약 40%는 염분을 조금만 섭취해도 혈압이 잘 오르는 유형이라고 한다. 특히 고령자는 신장의 나트륨 배설 능력이 떨어져 염분을 섭취하면 혈압이 쉽게 오른다. 나이가 들면 혈압이 오르는 이유 중 하나가 바로 이것인데, 이런 사람들도 염분 섭취를 줄이면 효과가 잘 나타난다.

고혈압 기간이 긴 사람은 '말초혈관의 저항이 크다'

한편 염분 감량 효과가 비교적 잘 나타나지 않는 '심장의 박출량이 증가하는 유형'과 '말초혈관의 저항이 커지는 유형'의 사람들 몸속에서는 '혈관 리모델링'이라는 현상이 일어나고 있을 가능성이 있다. 혈관 리모델링이란 혈압이 높은 상태가 오래 지속되면 혈관 벽이 손상되고 다양한 요인으로 인해 혈관 벽을 구성하는 세포가 증식해 두꺼워져 혈관 안쪽이 좁아지는 상태, 즉 동맥경화의 일종이다.

마른 고혈압은 태어나면서부터 혈압이 쉽게 오르는 유전적 소인에 의한 경우가 많아 젊을 때부터 혈압이 높은 상태가 오래 지속되다 보니 혈관이 손상되기 쉽다. 혈관 세포가 증식하면 혈관 안쪽이 좁아질 뿐 아니라 혈관 벽도 두껍고 딱딱해진다. 그러다 어떤 요인으로 인해 혈관이 수축하면 그렇지 않아도 좁은 혈관이 더 좁아져 혈압이 더 상승한다. 이런 유형은 혈관 벽의 변화가 고혈압의 원인이기 때문에 염분 섭취를 줄여도 직접적인 효과는 기대하기 어렵다는 특징이 있다.

유전적 소인이 없는 사람이라도 혈압이 높은 상태가 장기간 지속되면 혈관 리모델링이 진행된다. 그래서 높은 혈압을 방치한 상태로 고령이 된 사람 중에도 많을 것으로 예상된다. 이러한 유형의 사람은 염분 섭취를 줄이는 것도 물론 중요하지만, 그것만으로는 강압 효과가 잘 나타나지 않는다. 의료기관에서 진찰받고 혈관을 느슨하게 확장하는 강압제를 처방받아 혈압 관리를 하는 것이 지름길이다.

이런 유형의 사람에게 권하고 싶은 생활 습관은 걷기 등의 유산소 운동이다. 특히 종일 집안에서 생활해 신체 활동이 부족한 사람이나 젊을 때부터 고혈압이었던 고령자는 꼭 유산소 운동을 생활화해야 한다. 마른 고혈압은 가슴이 철렁하거나 초조해지는 등 생활 속에서 외부 자극에 의해 교감신경이 흥분해 혈압이 잘 오르는 경향이 있다. 다시 말해 쉽게 전투 태세 스위치가 켜지는 것으로 판단되니 평소 긴장 관리를 잘해야 한다. 긴장을 푸는 데는 복식호흡도 도움이 된다. 마음이 편안해지는 애완동물이나 꽃 사진을 보거나 좋아하는 아로마 오일 향을 활용하고 긴장을 풀 수 있는 음악을 듣는 등 시각과 후각, 청각을 활용해 긴장을 푸는 것도 좋은 방법이다. 천천히 호흡하면서 하는 요가도 긴장 완화 효과가 있다.

건강진단 결과가 나쁜 사람의 몸에서 일어나고 있는 일

혈압의 포인트

- 자각증상이 거의 없어도 고혈압은 생명과 관련된 질병이다.
- 혈압 150mmHg는 물을 2m 높이로 뿜어 올릴 힘이 혈관에 매일 10만 번 가해지는 것이다.
- 원인에 따라 효과적인 대책은 다르다. 염분 감량이 별로 효과가 없는 유형의 고혈압도 있다.

혈관에 한 번 생긴 혹은 약을
먹어도 사라지지 않는다!

당신의 LDL 콜레스테롤은 어느 단계인가?

콜레스테롤이나 중성 지방 수치가 참고치를 벗어나면 '이상지질혈
증'이라는 생활습관병으로 진단된다. 이상지질혈증은 나쁜 LDL 콜레스
테롤이 많은 '고 LDL 콜레스테롤 혈증', 좋은 HDL 콜레스테롤이 적은
'저 HDL 콜레스테롤 혈증', HDL 수치를 뺀 총콜레스테롤 수치가 높은
'높은 비-HDL 콜레스테롤 혈증', 중성 지방이 많은 '고중성지방 혈증'
등 4가지 유형으로 나뉜다. 개중에는 이 네 가지 경우에 모두 해당하는
사람도 있지만, 이 가운데 한 가지 유형, 예를 들어 LDL 콜레스테롤 하
나만 참고치를 넘어도 이상지질혈증으로 진단한다.

✅ **이상지질혈증 진단 기준**

LDL 콜레스테롤	160mg/dL 이상 → 고 LDL 콜레스테롤 혈증
	130~159mg/dL → 경계역 고 LDL 콜레스테롤 혈증
HDL 콜레스테롤	40mg/dL 미만 → 저 HDL 콜레스테롤 혈증
비-HDL 콜레스테롤	170mg/dL 이상 → 높은 비-HDL 콜레스테롤 혈증
	150~169mg/dL → 경계역 높은 비-HDL 콜레스테롤 혈증
중성지방(Triglyceride)	200mg/dL 이상(공복 시 채혈) → 고 중성지방 혈증

출처 <동맥경화성 질환 예방 가이드라인 2022년판>(일본동맥경화학회)
한국인의 이상지질혈증 진단 기준으로 변경한 수치입니다.

예전에는 '고지혈증'이라고 했는데, 여기에는 HDL 콜레스테롤이 낮은 유형이 포함되지 않아 2007년부터 '이상지질혈증'으로 바뀌었다. 이상지질혈증이 있으면 동맥경화가 진행되어 심근경색이나 뇌졸중을 일으키거나 사망할 위험성이 높아진다. 네 가지 이상지질혈증 중 저 HDL 콜레스테롤 혈증과 고중성지방 혈증은 대사증후군 판정 기준에 들어가지만, 고 LDL 콜레스테롤 혈증은 대사증후군의 진단 기준에 들어가지 않는다. 이것 때문에 LDL 콜레스테롤 수치가 높아도 가벼이 여기는 사람들이 있는데, 이는 단순히 '내장 지방 축적으로 인해 생기는 위험성은 아니라는 의미'일 뿐이다. LDL 콜레스테롤 수치가 높으면 그것만으로도 동맥경화가 진행된다. 다음의 도표에서 자신의 LDL 콜레스테롤 수치가 어느 단계인지 확인해 보자. 자신의 LDL 콜레스테롤 수치에 '○' 표시를 해 보고 그 수치가 위쪽에 있으면 동맥경화가 상당히 진행됐을 가능성도 있다.

한 번 생긴 플라크는 사라지지 않는다

혈액 속에 남은 LDL 콜레스테롤은 혈관에 쌓인다. '혈관에 쌓인다'고 하면 물때처럼 혈관 내벽에 들러붙을 것으로 생각하는 사람들이 많은데, 실은 콜레스테롤은 '혈관 벽 안쪽'에 쌓인다. 37쪽에 있는 표를 다시 보자. LDL 콜레스테롤은 남으면 산화된다. 산화 LDL은 몸에서 이물질로 인식해 면역시스템의 하나이기도 한 대식세포의 포식 대상이 된다. 대식세포는 혈관 벽 안에 콜레스테롤을 가득 채워 통통하게 살찐 '거품세포'가 된다.

거품세포가 커지면 혈관 벽이 혈관 안쪽으로 부풀어 오른 '플라크'라는 혹이 생긴다. 플라크가 생기면 혈관 벽이 두꺼워지고 탄력을 잃

건강진단 결과가 나쁜 사람의 몸에서 일어나고 있는 일

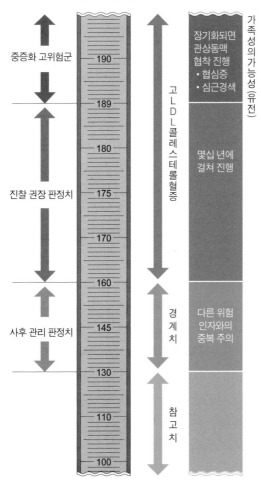

당신의 LDL 콜레스테롤은 어느 단계인가?

LDL 콜레스테롤(mg/dL)

중증화 고위험군

진찰 권장 판정치

사후 관리 판정치

190
189
180
175
170
160
145
130
110
100

고 L D L 콜레스테롤혈증

경계치

참고치

장기화되면
관상동맥
협착 진행
• 협심증
• 심근경색

몇십 년에
걸쳐 진행

다른 위험
인자와의
중복 주의

가족성의 가능성 (유전)

자신의 LDL 콜레스테롤 수치에 'o'표시를 해 보자

는다. 게다가 혈액이 지나가는 길이 좁아져 혈액이 원활하게 흐르지 못한다. 그러다 어느 순간 플라크가 터져 출혈이 생기면 거기에 혈소판이 모여 혈전이 생긴다. 그렇지 않아도 좁아진 혈관에 혈전이 쌓이면 혈류가 끊겨 심근경색이나 뇌경색이라는 치명적인 질병을 일으키게 되는 것이다.

게다가 콜레스테롤약을 먹어도 혈액 속을 흐르는 약 성분이 혈관 벽 안쪽에 생긴 플라크에는 아무런 영향을 주지 못한다. 다시 말해 한 번 생긴 플라크는 약을 먹어도 사라지지 않는다는 것이다. 약을 먹으면 혈중 LDL 콜레스테롤 농도만 떨어질 뿐이다.

현재 사용되고 있는 콜레스테롤약에는 스타틴(statin)처럼 간의 콜레스테롤 합성을 억제하는 것과 콜레스테롤로 만들어져 창자로 분비되는 담즙산이라는 소화효소의 재흡수를 억제하는 것이 있는데, 둘 중 어떤 약을 먹어도 한 번 생긴 플라크가 사라지는 일은 없다. 그래서 젊을 때부터 콜레스테롤이 높은 사람들은 한시라도 빨리 콜레스테롤을 낮추는 것이 상책이다. 고콜레스테롤 상태가 오래 지속되면 소중한 혈관이 좁아지기 때문이다.

중성 지방은 간접적으로 동맥경화를 진행시킨다

　이상지질혈증 중에서도 중성 지방이 높은 유형은 LDL 콜레스테롤이 높은 유형과 비교하면 혈관 장애에 직접 관련이 있지는 않다. 중성 지방은 식사나 운동의 영향이 직접적으로 나타나기 때문에 쉽게 오르지만 쉽게 낮출 수 있는 특징도 있다. 단, 중성 지방은 간접적으로 동맥경화를 진행하게 해 심혈관질환의 위험성을 높이기 때문에 가벼이 여겨서는 안 된다.

　간접적인 영향 가운데 하나가 '매우 나쁜 LDL 콜레스테롤'이 늘어나는 측면이 있다는 점이다. 혈액을 타고 중성 지방과 콜레스테롤을 운반하기 위해서는 '리포 단백'이라는 배에 실어야 한다. 만약 혈중 중성 지방이 너무 늘어 정원이 있는 배에 중성 지방이 많이 올라타면 작은 콜레스테롤밖에 탈 수 없게 된다. 이것이 매우 나쁜 것으로 알려진 'sdLDL(small dense LDL)*'을 만들어낸다. sdLDL은 보통 LDL보다 산화가 잘 되고 작아서 혈관에 잘 흡수되기 때문에 매우 빠른 속도로 동맥경화를 진행하게 한다.

★ 초저밀도 콜레스테롤

중성 지방과 콜레스테롤은 '역할'이 다르기에 '대책'도 달라야 한다

그럼 LDL 콜레스테롤과 중성 지방을 낮추려면 어떡해야 할까? LDL 콜레스테롤과 중성 지방은 낮추는 방법이 다르다. 왜냐하면 둘 다 혈액 속에 있는 '기름'인 것은 맞지만 '역할'이 전혀 다르기 때문이다.

먼저 중성 지방은 몸을 움직이는 휘발유와 같은 역할을 한다. 고기나 튀김 같은 기름진 음식을 먹으면 중성 지방은 올라간다. 그뿐만 아니라 당질과 단백질도 남으면 중성 지방이 된다. 과일이나 밥, 우동 등도 먹은 날 바로 에너지로 쓰이지 않으면 중성 지방으로 축적된다.

뱃속 장간막에 붙어 있는 내장 지방은 중성 지방의 창고다. 인체는 오랜 세월 기아의 시대를 거치면서 어렵게 섭취한 귀중한 영양소가 쉽게 배설되지 않는 방향으로 진화해 왔다. 남은 에너지는 중성 지방으로 바꾼 다음 지방 세포에 넣어 비축해둔다. 이렇게 지방 세포가 커지면서 비만이 되는 것이다. 중성 지방은 연료이기 때문에 이를 줄이려면 근육을 움직여 태우거나 음식을 통해 섭취하지 않으면 된다. 운동으로 소비 에너지를 늘리거나 과식을 피해 섭취 에너지를 줄이면 된다는 이야기다.

콜레스테롤이 운동으로는 쉽게 줄지 않는 이유

한편 콜레스테롤은 연료가 아니기 때문에 운동해도 쉽게 줄지 않는다. 콜레스테롤에는 '세포막'과 '호르몬', '담즙산'이라는 소화액의 재료라는 세 가지 역할이 있다. LDL 콜레스테롤은 과도하게 늘면 동맥경화를 발생시키기 때문에 나쁜 콜레스테롤로 불리지만, 이처럼 중요한 역할을 하는 몸에 꼭 필요한 존재다. 세포 재생이 잘 되는 대사가 빠른 사람은 콜레스테롤을 많이 쓴다. 즉, 젊을 때는 세포가 계속 만들어지기 때문에 콜레스테롤이 쓰일 일이 많지만, 나이가 들면 대사가 나빠지면서 몸이 에너지를 잘 쓰지 않게 돼 콜레스테롤을 쓸 일이 줄어든다. 나이와 함께 LDL 콜레스테롤 수치가 조금씩 오르는 것은 이 때문이다.

특히 여성은 폐경과 함께 난소의 기능이 약해져 여성 호르몬인 에스트로겐의 분비가 줄면 콜레스테롤이 남아 수치가 오르는 경향이 있다. 남성 호르몬이 줄어도 마찬가지다. 다시 말해 나이가 들면 콜레스테롤이 몸 밖으로 배출되는 것은 '담즙산으로 바뀌어 장을 통해 배출되는 정도'밖에 없기에 아무래도 많이 쌓이게 되는 것이다. 이런 LDL 콜레스테롤을 낮추려면 식사를 통해 콜레스테롤이나 포화지방산을 과잉 섭취하지 않도록 주의하는 것이 중요하다.

계란을 매일 먹으면 콜레스테롤이 과잉된다?

LDL 콜레스테롤 수치가 높은 사람은 식사할 때 콜레스테롤을 과잉 섭취하지 않는지 점검해볼 필요가 있다. 몸에 필요한 콜레스테롤의 3분의 2는 지질과 당질을 재료로 간에서 합성되고 식사를 통해 섭취하는 것은 나머지 3분의 1뿐이다. 바꿔 말하면 식사로는 3분의 1만 섭취하면 된다는 이야기다.

포화지방산도 과잉 섭취하지 않는 게 좋다. 포화지방산을 많이 함유한 고기의 지방이나 유제품은 체내에서 콜레스테롤을 많이 만들도록 작용한다. 동물성 지방에 포화지방산이 많다는 것은 많이 알려졌지만, 의외로 잘 모르는 것이 바로 우유나 요거트다. 고령의 여성 중에는 골다공증을 걱정해 우유를 많이 마시는 사람들도 있는데, 너무 많이 마시면 (LDL) 콜레스테롤 수치가 오르니 주의가 필요하다.

단, 칼슘을 보충하기 위해서는 칼슘 흡수율이 높은 우유나 유제품을 섭취해야 한다. 그래서 우유와 유제품은 하루에 200㎖ 이상 섭취하지 않도록 하고, 포화지방산이 문제가 되니 우유나 요거트는 무지방을 고르도록 한다.

한편 콜레스테롤은 간 등 내장류나, 명란, 명란젓 등 생선알에 많다. 콜레스테롤은 지질의 일종이기 때문에 당연히 고기의 기름 등에도 많은데, 의외로 잘 모르는 것이 몸에 좋을 것 같은 살코기와 닭가슴살이다. 이런 부위는 세포가 꽉 차 있어 세포막을 만드는 콜레스테롤을 많이 섭취하게 된다. 포화지방산이 적은 대신 콜레스테롤은 기름 부위와 비슷한 정도로 많다.

계란에도 콜레스테롤이 많아 한 개(50g)에 200㎎ 가까이나 된다. 후생노동성이 발표한 <일본인의 식사 섭취 기준 2020년판>에 따르면 'LDL 콜레스테롤이 높은 이상지질혈증인 사람의 하루 콜레스테롤 섭취량은 200㎎ 미만이 바람직하다'고 한다. 다른 음식에도 콜레스테롤이 함유돼 있으니 계란을 매일 먹으면 콜레스테롤이 과잉될 수 있다. 건강한 사람은 콜레스테롤 섭취량의 상한은 정해져 있지 않지만, 나는 300㎎ 정도가 적당하다고 생각하고 있다. 우유 200㎖에 고기와 생선을 각각 50~100g(손바닥 크기)씩 그리고 계란 하나 정도면 하루에 섭취하는 콜레스테롤이 약 300㎎ 이내가 된다. 고기를 먹으러 가는 날은 50~100g 정도로는 끝나지 않고 과식하기 쉽다. 이럴 때는 일주일 단위로 콜레스테롤 섭취량을 조절해서 총섭취량의 상한을 맞추면 된다.

식사를 통해 콜레스테롤을 많이 섭취하면 왜 'LDL 콜레스테롤'만 오르는지 모르겠다고 생각하는 사람도 있을 것이다. 섭취한 콜레스테롤이 좋은 'HDL 콜레스테롤'이 돼 준다면 걱정이 없을 것이다. LDL 콜레스테롤과 HDL 콜레스테롤의 내용물은 같은 콜레스테롤이다. 참고로 'LDL'과 'HDL'은 콜레스테롤을 운반하는 '리포 단백'이라는 단백질

☑ 콜레스테롤이 많이 함유된 식품의 예

종류	식품	콜레스테롤 함유량
알	생) 계란 1개(50g)	185mg
육류	닭 간(100g)	370mg
	소 간(100g)	240mg
	닭다리살(껍질 있음)(100g)	130mg
	안심살(100g)	100mg
어패류	장어(양념구이 100g)	230mg
	열빙어(100g)	230mg
	삶은 잔멸치(50g)	85mg
	연어 알(50g)	240mg
	명란(50g)	205mg
과자	빵 피가 얇은 크림빵(100g)	140mg
	슈크림(100g)	200mg

출처 〈일본 식품 표준 성분표 2020년(제8개정)〉

의 이름이다. 간에서 온몸으로 콜레스테롤을 전달하는 LDL은 나쁜 콜레스테롤이고, 반대로 온몸의 혈관에서 남은 콜레스테롤을 걷어내 간으로 보내는 HDL은 좋은 콜레스테롤로 불린다. 식사를 통해 많은 콜레스테롤을 섭취하면 혈액 속에서는 남은 콜레스테롤이 LDL을 타기 때

건강진단 결과가 나쁜 사람의 몸에서 일어나고 있는 일

문에 LDL 콜레스테롤이 늘어나는 것이다. 그래서 식사로 섭취하는 콜레스테롤의 양에 항상 주의해야 한다.

지질의 포인트

- 혈관에 한 번 생긴 플라크는 약을 먹어도 사라지지 않는다.
- 중성 지방은 연료이기 때문에 운동하는 것과 과식하지 않는 것이 효과적이다.
- LDL 콜레스테롤을 줄이려면 식사할 때 콜레스테롤이나 포화지방산의 섭취를 줄인다.

공복 시 혈당치와
당화혈색소 수치 중 어느 것이 더 심각할까?

당신의 혈당치는 어느 단계인가?

혈당이란 말 그대로 혈액 속을 흐르는 포도당을 가리킨다. 혈당치는
검사했을 때 흐르는 혈액 100㎖(=1dL)에 몇 ㎎의 포도당이 함유돼 있
는지를 나타내는 지표다. '공복 시 혈당치'는 식후 10시간 이상 지난 시
점에 혈액에 어느 정도의 포도당이 함유되어 있는지를, '수시 혈당치'는
식후 10시간이 지나지 않은 시점에 혈액에 어느 정도의 포도당이 함유
되어 있는지를 나타낸다. 즉, 혈중 포도당을 필요 이상으로 남기지 않고
제대로 처리했는지를 보는 수치다.

☑ 혈당 참고치

	공복 시 혈당	당화혈색소
특정 검진* 기준	100mg/dL 미만	5.6% 미만
당뇨병형(당뇨병이 강하게 의심되는 경우)	126mg/dL 이상	6.5% 이상

특정 검진에서는 공복 시 혈당치 100㎎/dL 이상 또는 당화혈색소 5.6% 이상을 사후관리 판정 수치로, 대사증후군 진단 기준에서는 100 ㎎/dL 이상을 고혈당으로 정하고 있다.

식후 2시간이 흐른 시점에서 혈액에 어느 정도 포도당이 남아 있는 지는 당뇨병 진단에도 사용되기 때문에 '식후 혈당치'라고 부르기도 한다. 참고로 커피나 차에도 약간의 당질이 함유되어 있기에 엄밀히 말하면 검사 전 10시간은 물만 마시고 검사를 해야 진정한 의미의 '공복 시 혈당치'라 할 수 있다. 건강검진 결과에서는 혈당치 중에서 주로 '공복 시 혈당치'와 '당화혈색소' 등 두 가지로 당 대사기능을 평가한다. 공복 시 혈당치는 정상이 110㎎/dL 미만인데, 특정 검진에서는 예방적 관점에서 정상이 100㎎/dL 미만으로 되어있다. 당뇨병으로 진단되는 것은

* 일본의 건강보험법 개정에 따라 2008년 4월부터 전국 기초자치단체가 40~74세 보험 가입자를 대상으로 생활습관병 예방을 목적으로 실시하는 검진

126㎎/dL 이상이다.

간 등이 제대로 당을 처리하면 10시간 전에 아무리 많이 먹어도 혈당치는 참고치 이내로 돌아온다. 만일 그렇지 않다면 당 처리가 제대로 되고 있지 않다는 것으로, 정상적으로 당을 처리하기 위한 기능의 어딘가가 저하되고 있다는 이야기다. 100㎎/dL를 넘으면 이상이 있다고까지는 할 수 없지만, 당이 혈액 속에서 남아도는 상태일 수 있다. 126㎎/dL 이상은 처리되지 못해 확실히 남아도는 상태다.

검사한 날의 혈당을 보는 공복 시 혈당치와 달리 당화혈색소는 좀 더 장기적인 지표로, 검사 전 1~3개월 동안의 혈당 상태를 반영하고 있다. 적혈구 안에는 산소를 운반하는 트럭인 헤모글로빈이라는 단백질이 있다. 이 헤모글로빈에 어느 정도 당이 들러붙어 있는지를 퍼센트로 나타낸 수치가 당화혈색소다. 당은 단백질에 끈적끈적하게 들러붙는 성질이 있다. 테이블에 흘린 오렌지 주스가 마르면 끈적거리는 딱 그런 느낌이다.

헤모글로빈의 수명은 120일 정도인 것으로 알려져 있는데, 그동안 혈액 속에 포도당이 많으면 헤모글로빈에도 들러붙는다. 당이 들러붙은 헤모글로빈을 상상해 보라. 당이 끈적끈적하게 들러붙어 있으면 제 기능을 할 수 있겠는가? 당화혈색소의 참고치는 5.6% 미만이고, 당뇨병의 진단 기준은 6.5% 이상이다. 이 참고치를 넘지 않았더라도 혈당치가 매년 올라 조만간 참고치를 넘을 것 같은 상황이라면 식생활이나 운동 등 생활 습관이 바뀌지 않았는지 되돌아봐야 한다.

다음의 도표에서 자신의 공복 시 혈당치와 당화혈색소 수치에 '○' 표시를 해 자신의 혈당치가 어느 단계에 있는지 확인해 보자. 꽤 위 단계(때에 따라서는 도표 밖)에 있다면 당뇨 합병증(망막증, 신증(腎症)*, 신경 장애)가 상당히 진행되었을 가능성이 있다.

혈당 상승의 원인이 되는 '인슐린 부족'

인류는 진화하는 과정에서 기아의 시대가 길었기 때문에 혈당치가 높은 상태가 지속되는 것에 대응하는 능력을 갖추지 못했다. 혈당을 올리는 호르몬은 많지만 낮추는 호르몬은 인슐린밖에 없어서 인슐린이 부족해지면 혈당치가 올라간다. 조금 어려운 내용이지만 그 구조에 관해서도 설명한다.

당은 뇌와 근육의 에너지가 되기 때문에 적어도 문제지만 너무 많아도 문제가 된다. 혈액 속에 당이 늘어나면 헤모글로빈뿐 아니라 단백질로 이루어진 혈관 벽에도 당이 끈적끈적하게 들러붙고 거기에 백혈구가 몰려들면서 염증을 일으켜 혈관이 손상되어 간다.

---

* 신장 질환

☑ 당신의 혈당치는 어느 단계인가?

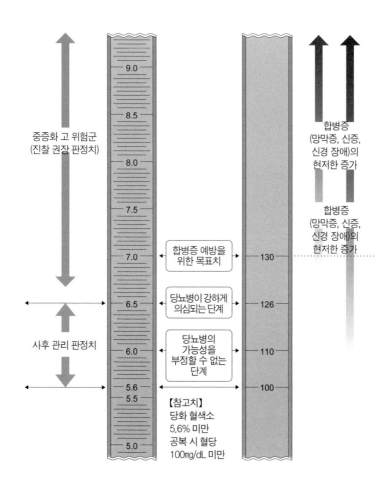

자신의 혈당치에 'O'표시를 해 보자

건강진단 결과가 나쁜 사람의 몸에서 일어나고 있는 일

이 때문에 혈당이 일정량을 넘으면 비축분으로 창고에 저장하는 시스템이 있다. 당을 저장하는 곳은 간, 근육, 지방 세포의 순이다. 간과 근육에 당을 저장하고도 남으면 지방 세포에 저장하는 것이다. 간은 당을 뇌에 공급하기 위해 비축한다. 잘 알려진 바와 같이 뇌의 에너지원은 포도당밖에 없다. 뇌가 작동하지 않으면 몸도 내장도 움직이지 않는다. 그래서 아무것도 먹지 않아도 최소한의 포도당을 뇌에 공급할 수 있도록 포도당은 '글리코젠(glycogen)'이라는 고형연료의 형태로 간에 저장된다.

근육에서는 근육을 움직이기 위해 포도당을 바로 사용할 수 있도록 역시 글리코젠의 형태로 비축한다. 그리고 바로 사용하지 않는 당은 중성 지방으로 바꿔 제3의 창고인 지방 세포에 쌓아둔다. 당은 1g당 4㎉인 데 반해 지방은 1g당 9㎉이기에 지방으로 바꾸면 효율적으로 에너지를 저장할 수 있다. 즉, 장기 보존하기에 적합한 것이다.

앞서 설명했듯이 당을 대량으로 섭취하면 여분의 당은 제일 먼저 간 창고로 들어간다. 그 창고의 열쇠가 바로 인슐린이다. 인슐린이 창고 문을 열면 혈액 속에 남아 있는 당을 창고에 저장할 수 있다. 반대로 열쇠가 부족하면 창고가 충분히 열리지 않아 아무리 기다려도 혈중 포도당이 남아돌게 되는데 이것이 바로 고혈당이다. 간에 저장한 글리코젠을 꺼낼 때도 인슐린이 필요하다. 인슐린은 없으면 저장한 당을 꺼낼 수 없기에 매우 중요한 호르몬이다.

좋아하는 음식을 평생 먹으려면 어떡해야 할까?

인슐린은 췌장의 β세포에서 만들어진다. 몸속으로 들어오는 당의 양이 평소와 비슷하면 문제는 없지만, 단 것이나 주스, 알코올 등을 계속 많이 섭취하면 혈액 속에 늘어난 당을 처리하기 위해 인슐린을 쉴 없이 분비해야 하므로 β세포가 지쳐 결국 인슐린을 분비할 수 없게 된다.

근육을 쓰지 않아도 β세포는 지친다. 근육은 당을 태워 움직이기 때문에 운동하면 당이 소비된다. 반대로 근육을 움직이지 않으면 당이 혈액 속에 남아돌아 이 당을 처리하기 위해 많은 양의 인슐린이 필요해진다. β세포가 인슐린을 만들다 지치면 인슐린을 충분히 분비할 수 없게 되어 혈당치가 쉽게 오르는 것이다.

평생 좋아하는 음식을 계속 먹고 싶다면 췌장이 인슐린을 계속 분비하게 해야 하고, 그러려면 β세포가 손상되지 않도록 해야 한다. 즉, 당의 과잉 섭취나 운동 부족은 피해야 한다는 이야기다. 참고로 인슐린은 혈당치를 일정하게 유지하기 위해 끊임없이 혈액으로 분비되는데 이를 '기초 분비'라고 한다. 한편, 식사를 해 혈중 포도당이 늘어나면 이 양에 필요한 만큼의 인슐린이 한꺼번에 분비되는데 이를 '추가 분비'라고 하며, 이 추가 분비로 인해 혈액 속에 늘어난 당이 깨끗하게 정리된다.

그런데 인슐린이 제 기능을 하지 못하면 혈중 포도당이 많은 상태가 지속되어 혈관을 손상하게 하거나 헤모글로빈 등과 같은 단백질로 이루어진 혈중 물질에 들러붙어 각각의 작용을 방해한다. LDL 콜레스테롤은 세포막이나 호르몬의 재료가 되므로 간에서 만들어져 온몸으로 전달되는데, 당이 들러붙어 '당화 LDL(glycated LDL)'이 되면 본래의 기능을 하지 못하게 된다. 당화 LDL은 산화되기 쉬워 결국 플라크의 재료가 된다.

공복 시 혈당치와 당화혈색소 수치 중 어느 것이 더 문제가 될까?

공복 시 혈당치와 당화혈색소 수치 중 어느 것이 더 문제가 될까? 공복 시 혈당치가 높다는 것은 식사 후 10시간이 지나도 포도당이 처리되지 않을 만큼 인슐린이 부족하다는 의미다. 즉, 당뇨병이거나 그에 가까운 상태다.

한편 공복 시 혈당은 참고치 이내지만 당화혈색소가 높은 경우는 어떨까? 이는 10시간이 지나면 당을 처리할 수 있을 만큼의 인슐린은 분비되고 있지만, 식후 당을 바로 처리할 수는 없는 상태를 의미한다. 인슐린의 분비가 따라가지 못할 만큼 많이 먹고 있거나 인슐린의 분비량이 줄고 있을 가능성이 있다. 혹은 인슐린이 제 기능을 하지 못하는 '인슐린 저항성' 상태일 수 있다. 인슐린 기능이 떨어지면 당 처리가 늦어져 고혈당 상태가 길어지면서 당이 헤모글로빈에 잘 들러붙어 당화혈색소 수치가 올라간다.

순서로 보면 먼저 오르는 것은 당화혈색소이고 그다음이 공복 시 혈당치가 오르는 것이다. '당화혈색소가 낮고 공복 시 혈당치만 높은 경우'는 매우 드물다. 공복 시 혈당치가 높으면 대체로 당화혈색소 수치도 높을 것이다. 결론적으로 공복 시 혈당치가 오르기 시작하면 더 심각하다는 이야기다. 공복 시 혈당치가 110㎎/dL 이상이라면 반드시 의료기관을 찾아 진찰받아야 한다.

당화혈색소가 6.5% 이상일 경우도 진찰이 필요하다

물론 당화혈색소만 나쁘고 공복 시 혈당치는 참고치 이내라고 안심할 수 있는 것은 아니다. 당화혈색소는 6.5%를 넘으면 그 결과만 가지고 당뇨병이라고 할 수는 없지만, 그럴 가능성이 높은 '당뇨병형'이라는 상태가 된다. 당화혈색소가 6.5% 이상이고 공복 시 혈당치도 126㎎/dL 이상이면 '당뇨병'으로 진단되는 수준이다.

고혈당 상태가 지속되는 당뇨병이 발병하면 혈액 속을 흐르는 다양한 단백질이나 혈관에 당이 들러붙어 단백질과 혈관이 기능 장애를 일으킨다. 이뿐만이 아니다. 일반적인 당 처리로는 안 되기 때문에 다른 처리가 시작되는데, 그 과정에서 몸에는 바람직하지 않은 물질이 생성돼

건강진단 결과가 나쁜 사람의 몸에서 일어나고 있는 일

혈류 저하 및 세포사(cell death)*를 일으키는 계기가 된다.

대부분 당뇨병 자체는 자각증상이 없다. 그러나 고혈당인 채로 방치하는 기간이 길어지면 길어질수록 혈류 저하 및 세포사가 잘 일어나 결과적으로 합병증으로 이어진다. 합병증이 일어날 가능성이 높아지는 기준 가운데 하나가 바로 당화혈색소 7%다. 그 이상이 되면 당뇨 합병증, 즉 망막증, 신증, 신경 장애가 생길 가능성이 높아진다.

당화혈색소는 과거 1~3개월 동안의 혈당 상태를 보여주는 수치인데, 1년에 한 번 받는 일반적인 건강검진만으로는 당화혈색소의 변화를 추적하기 어렵다. 그렇기에 정기적으로 혈당 상태를 알아보기 위해 당화혈색소가 6.5% 이상이면 한 번 의료기관을 찾아 진료받아야 한다.

이 직전 단계인, 당화혈색소가 5.6~6.4%인 사람도 안심할 수 없다. 이 정도 수치면 합병증은 생기지 않지만, 동맥경화가 진행될 수 있고 심근경색 및 뇌경색의 발병 우려가 높은 상태라 할 수 있다. 당뇨병의 원인은 단지 단것을 많이 먹는 것만이 아니다. 각자 자신의 원인을 찾기 위해 반드시 보건 의료인이나 관리 영양사 등 전문가의 도움을 받기 바란다.

* 세포의 죽음

'식후 최고혈당치'를 높이지 않는 것이 포인트

당뇨병 예방에서 중요한 점은 '식후 최고혈당치를 높이지 않는 것'이다. 최근에는 식사할 때 채소를 먼저 먹는 '베지터블 퍼스트(vegetable firs)'라는 식사법이 많이 알려져 있는데, 이처럼 먹는 순서만 바꿔도 식후 혈당치 상승을 억제할 수 있다.

당질을 섭취하기 전에 다른 영양소를 섭취하면 소장에서 당질을 흡수하는 것을 방해해준다. 단백질이나 지방부터 섭취해도 괜찮지만, 식이섬유가 많은 채소를 먼저 먹는 것이 가장 좋다. 식이섬유는 장 내에서 당을 흡수하는 것을 억제하는 작용이 강해 혈당치의 급상승을 막아 준다. 인슐린의 반응이 다소 나빠져도 혈당치가 완만하게 상승하게 하면 고혈당을 방지할 수 있다.

먼저 채소를 먹고 그다음에 생선이나 고기 등 반찬을 먹고 나서 마지막에 밥을 먹는 것이 가장 좋은데, 고령자나 소식하는 사람은 처음에 채소를 먹으면 반찬을 먹지 못 할 수도 있다. 이럴 때는 생선이나 고기부터 먹기 시작해도 좋다. '당질을 마지막에 먹는 것'이 중요하다.

이 밖에도 혈당치의 급상승을 막을 식사법이 몇 가지 더 있다. 예를 들어 흰 쌀밥 대신 식이섬유가 많은 현미나 보리밥을 주식으로 하거나, 천천히 먹는 것도 효과가 있다. 가볍게 주먹밥 하나만 먹을 때도 천천히 시간을 들여 먹기만 해도 혈당치를 천천히 오르게 할 수 있다. 빨리 먹으면 혈당치가 급상승한다. 가족이나 친구들과 대화를 즐기면서 천천히 먹으면 과식도 방지할 수 있다.

식사 외에서 섭취하는 설탕은 하루 10g 이내로

당질은 분자 수에 따라 '단당류', '이당류', '다당류'로 분류된다. 단당류는 포도당처럼 단독으로 존재하는 당이고, 이당류는 단당류 분자 두 개가 결합한 것이다. 단당류와 이당류는 분자 수가 적고 결합이 복잡하지 않기 때문에 흡수가 빨라 혈당치를 급상승시킨다. 대표적인 것이 바로 포도당과 과당이 결합한 자당(sucrose, 설탕의 주성분)이다.

케이크 등에 들어 있는 설탕은 밥에 든 당질과 달리 바로 혈액으로 들어가 혈당치를 급상승시킨다. 매일 단 것을 거르지 않는 사람은 혈당이 높은 상태가 되기 쉽다고 할 수 있다.

나는 식사 외에서 섭취하는 설탕은 '하루 10g 이내'로 하도록 권하고 있다. 스틱 설탕 한 봉이 약 3g이니 3봉이 조금 넘는 분량이다. 조시(女子)영양대학교가 발표한 주요 과자의 설탕 환산량을 몇 개 소개한다. 이 표를 보면 10g이 얼마나 적은 양인지 알 수 있을 것이다.

✓ **과자에 함유된 설탕의 양**

과자 종류	설탕 환산량
조각 케이크(1개 65g)	15.7g
애플파이(1개 100g)	17.9g
커스터드 푸딩(1개 200g)	21.4g
멜론빵(1개 90g)	14.7g
아이스크림(락토 아이스크림*,보통 지방 40g)	설탕 환산량
알사탕(1개 10g)	8.2g
도라야키**(1개 90g)	39.4g
양갱(한 조각 60g)	33.3g
물양갱***(한 조각 65g)	19.3g

출처《담박에 이해되는 당질, 탄수화물과 식이섬유의 양도 한 눈에 알 수 있다》(조시영양대학 출판부)

단것은 꼭 먹고 싶다면 출출할 때 '간식'이 아니라 식사 마지막에 디 저트로 조금 먹는 것이 좋다. 식사 후 인슐린이 이미 분비됐을 때 먹으 라는 이야기다. 식사 후 시간이 지나고 나서 간식을 먹으면 그때 다시 혈

* 유고형분 3% 이상 함유 아이스크림
** 핫케이크 사이에 단팥을 넣어 만든 빵
*** 수분이 많은 양갱

건강진단 결과가 나쁜 사람의 몸에서 일어나고 있는 일

당치가 올라 인슐린을 분비해야 한다. 특히 자기 전에 단것을 먹는 것은 좋지 않다. 근육에서 소비되지 않기 때문에 모든 포도당이 간이나 지방 세포에 축적되기 때문이다. 단것을 즐기는 사람은 먹고 난 후에 몸을 움직이는 것이 가장 이상적이라 할 수 있다. 근육에서 당을 연소시키면 인슐린이 처리해야 하는 양도 줄기 때문이다.

음료는 주스뿐 아니라 드링크제나 에너지 음료에도 상당량의 당분이 함유돼 있어 주의가 필요하다. 요거트에 꿀을 첨가하거나 토스트에 잼을 바르는 등 무심코 습관적으로 하는 행동도 당을 과다 섭취하게 하는 데 한몫한다. 식습관을 조금만 개선해도 스틱 설탕 한 봉 정도는 쉽게 줄일 수 있을 것이다.

혈당 포인트

- 평생 좋아하는 음식을 계속 먹고 싶다면 당을 과다 섭취하지 않아야 한다.
- 당뇨병 대책의 포인트는 '식후 최고혈당치'를 높이지 않는 것이다. 식사할 때는 채소를 먼저 먹고 시간을 들여 천천히 식사한다.
- 식사 외에서 섭취하는 설탕은 하루 10g(스틱 설탕 3봉) 이내로 제한한다.
- 단 것을 먹고 싶을 때는 식후 바로 먹는다.
- 단 것을 먹었을 때는 몸을 움직이는 것이 이상적이다.

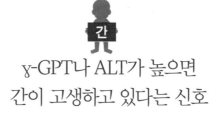

γ-GPT나 ALT가 높으면
간이 고생하고 있다는 신호

당신의 간 기능은 어느 단계인가?

건강검진에서 간 기능을 평가하는 지표인 γ-GTP, AST, ALT는 모두 간에 존재하는 효소다. 좀 더 정확히 말하면 AST나 ALT는 간세포에 있는 효소고, γ-GTP는 간세포와 담관 세포에 있는 효소다. 이들 수치가 높다는 것은 그만큼 많은 간세포가 망가져 간이 손상되고 있다는 의미다.

간은 재생능력이 뛰어나 망가져도 충분히 쉬면 회복된다. 그러나 방심은 금물이다. 간세포가 여러 번 망가졌다 재생되는 과정을 반복하다 보면 결국 재생이 불가능해져 간경변을 일으키고, 거기서 더 악화하면 간암으로 발전하기도 하기 때문이다.

☑ 간 기능 검사치 기준

	AST(GOT) ALT(GPT)	ɤ-GTP
참고치	30 이상	50 이하
보건 지도 판정치	31~50	51~100
진찰 권장치	51 이상	101 이상

단위는 U/L(특정 진단 시 참고치)

간 기능을 걱정하는 사람들이 많은데, 악화하는 원인을 술에서만 찾으려는 경향이 있다. 물론 알코올은 간에서 분해되지만, 간이 하는 일은 그것만이 아니다. 매우 중요한 일을 다양하게 하는 장기가 간이다. 간은 오른쪽 늑골 밑에 있고 무게는 성인 기준 1.0~1.5kg이나 된다. 건강검진 결과지에서 자기의 간 상태를 제대로 읽어내기 위해서라도 먼저 간의 역할에 대해서 알아보자.

간은 알코올 분해만 한다? 간의 중요한 3대 기능

간에는 크게 세 가지 기능이 있다. 먼저 몸에 불필요한 것을 없애는 '해독' 기능이다. 간에서 알코올 등 유해한 물질을 분해해 해독한다는 이야기는 들어봤을 것이다.

☑ **간의 중요한 3대 기능**

① **몸에 불필요한 것을 제거한다(해독)**
알코올이나 약물 등 몸에 유해한 물질을 분해하거나 소화관에서 함께 흡수된 바이러스를 죽여 무독화한다

② **몸에 필요한 것을 만들어낸다(영양소 대사)**
소장에서 흡수된 영양소와 불필요해진 세포를 재활용해 몸에 필요한 형태로 분해, 합성한다

③ **일부 소화액(담즙)를 만든다**
지방의 소화를 돕는 소화액, 담즙을 만든다

영양소든 일부 바이러스든 입을 통해 몸으로 들어온 것은 일단 모두 소장 벽을 통해 혈액 속으로 흡수된다. 기아의 시대가 길었던 인간에게 입을 통해 들어오는 음식물은 귀중한 것이었다. 그 안에 든 영양소를 하나도 남김없이 우리 몸의 모든 세포가 살아가기 위한 재료로 쓰기 위해 소장 벽을 통해 혈관으로 흡수하는 것이다.

그 혈액이 제일 먼저 향하는 곳이 바로 간이다. 이른바 간은 '혈액의

세관' 같은 존재다. 그런 의미에서 소장에서 간으로 향하는 혈관을 '문맥(門脈)'이라고 한다. 유해한 물질이나 바이러스는 간에서 처리해 깨끗해진 혈액은 하대정맥*을 거쳐 심장으로 보내지고, 거기서 심장의 펌프질로 온몸으로 보내진다. 침묵의 장기라 불리는 간은 묵묵히 우리 몸의 문지기 역할을 해주고 있다.

☑ 간의 구조

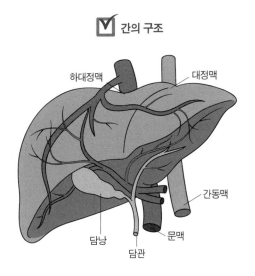

간이 무겁고 색이 빨간 것은 혈액이 가득 차 있기 때문이다. 간은 '간세포'의 집합체다. 조금 더 자세히 말하면 약 50만 개의 간세포로 이루어진 '간소엽'들이 모인 것이 간이다. 이 간세포 하나하나는 다양한 물질

* 인체의 정맥계에서 가장 큰 정맥의 원줄기

을 더 쪼개서 해독하거나 합성하는 작은 공장 역할을 한다. 간이 아파트 단지이고 간소엽이 아파트라면 간세포는 아파트의 방인 셈인데, 모든 방에서는 같은 일을 해주고 있다. 그리고 그 통로에 해당하는 곳에서는 대식세포의 일종으로 유해한 물질이나 세균을 먹어 치우는 쿠퍼 세포(Kuffer cell) 등이 이물질을 처리한다.

간의 두 번째 기능은 몸에 필요한 것을 만들어내는 '영양소 대사'다. 섭취한 식품에 함유된 영양소(당질, 단백질, 지방 등)를 필요에 따라 체내에서 쓰기 좋은 형태로 바꾸어 온몸으로 공급한다. 당질은 만일에 대비해 '글리코젠'이라는 포도당 덩어리로 간에 저장된다. 그러다 포도당이 필요해지면 간이 혈액 속으로 방출한다. 지방은 중성 지방으로 바꿔 간에 저장하는데, 그 양이 지나치면 지방간이 생기는 것이다. 또 간에는 비타민A를 저장하는 방도 있다.

마지막으로 '담즙의 생성'도 간의 기능 중 하나다. 콜레스테롤을 재료로 지방의 소화를 돕는 담즙이라는 소화액을 만들어 일단 '담낭'이라는 주머니에 채워두었다가, 지방이 많은 튀김 등을 먹으면 이를 소화하기 위해 장관으로 담즙을 방출한다.

간 기능 수치가 오르는 것의 의미

앞서, 간은 간세포의 집합체이고 간세포 하나하나는 작은 공장 역할을 하고 있다고 말했다. 그런데 공장에서 해야 할 일이 너무 많으면 간세포는 망가지게 된다. 그런 간세포의 상태를 나타내는 검사치가 바로 AST, ALT, ɣ-GTP다. 간세포가 망가지면 그 안에 있는 AST, ALT 등의 효소가 혈액 속으로 흘러나오기 때문에 이들 수치가 올라간다.

AST는 '급성염증' 등 갑자기 간세포가 손상됐을 때 상승하는 특징이 있다. 예를 들어 몸에서 다 처리할 수 없는 양의 알코올이나 약의 해독 등 섭취한 것을 처리해야 하는 부담이 너무 커서 간세포가 망가졌을 때 상승한다. ALT는 만성적인 간세포의 손상이 있을 때 상승하기 시작한다. ɣ-GTP는 간세포와 담관 세포에 존재하는 효소인데, 이것도 간세포가 손상되면 혈액 속으로 새어 나와 수치가 상승한다.

내가 최근 우려하는 것은 영양제와 같은 건강식품이다. 건강을 위해 먹는 영양제 때문에 간 기능이 나빠진 사람들을 심심치 않게 본다. 성분 자체가 과도하게 섭취하면 부담이 되는 것도 있고, 영양소를 포함한 기제*로 쓰이는 화학물질을 무독화하는 과정에서 간을 손상하게 만들기도 한다. 건강을 위해 먹는 영양제가 오히려 몸을 망치는 경우도 있다는 것이다.

* 약을 만드는 바탕으로 쓰는 물질

과식 등으로 인해 간에 지방이 쌓여 '지방간'이 되어도 간세포가 망가져 간 기능 수치가 오른다. 내장 지방의 창고가 차다 못해 넘친 지방은 간에서 비축하려고 한다. 그렇게 되면 원래는 붉은색인 간이 마치 푸아그라처럼 핑크빛으로 변하기 시작한다. 간세포 하나하나는 작은 공장이지만, 그 작은 공간에 지방이 쌓이면 공간이 비좁아 일을 제대로 할 수 없다. 지방이 쌓이면 간의 부담이 늘어 간세포가 잘 망가진다. 지방간은 만성적인 염증이기 때문에 ALT가 오르는 경우가 많은데 ɤ-GTP도 오른다.

재생 능력이 뛰어난 간세포도 한계는 있다

간은 일부를 잘라내 이식해도 원래의 크기로 돌아갈 정도로 재생능력이 뛰어난 것으로 알려져 있다. 재생능력이 뛰어나기 때문에 과음을 하더라도 한동안 금주하면서 간을 쉬게 하면 간 기능 수치는 돌아온다. 간세포가 일부 망가져도 처리해야 할 양이 늘지 않는 한 나머지 간세포가 처리한다. 어떻게든 간은 제 기능을 해내지만, 이렇게 계속 무리하다 결국 간세포가 망가지면 새로 재생된 간세포들까지 바로 투입된다. 이런 악덕 기업이 없다.

제아무리 간세포가 재생능력이 뛰어나다고 하지만 불사신은 아니다.

간세포가 섬유화되어 재기 불능 상태가 되는 것이 '간경변'이다. 이 상태에서도 몸은 망가진 간세포를 재생하려 하지만, 일정 횟수 이상으로 새로운 세포를 만들려고 하면 유전자 설계 실수가 일어날 위험성이 높아지면서 암세포가 생겨난다. 이것이 간경변에서 '간암'으로 가는 메커니즘이다.

간에는 통증을 느끼는 신경이 지나가지 않기 때문에 아무리 힘든 일을 시켜도 묵묵히 망가져 갈 뿐 통증은 없다. 불평 한마디 없이 쉬지도 않고 계속 일하다 결국 힘이 다해 쓰러져 간다. 자각증상이 없기에 건강검진 때 수치를 잘 확인해야 한다.

수치가 상승한 원인을 찾자

ɤ-GTP는 술을 많이 마시는 사람일수록 쉽게 상승하다 보니 조금 높아도 '요즘 과음해서 그럴 거야' '술을 자제하면 내려갈 거야'라고 가볍게 여기는 경향이 있다. 그러나 ɤ-GTP의 상승은 간세포가 망가지고 있다는 신호이기 때문에 간세포의 일을 줄여줘야 한다.

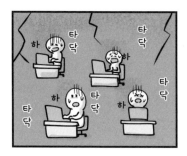
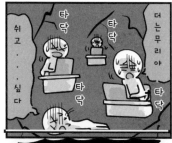
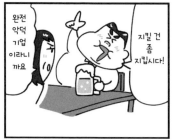
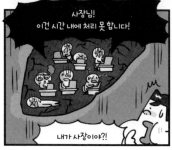

알코올뿐 아니라 약이나 지방간 때문에 간세포가 망가지면 γ-GTP
는 상승한다. 따라서 AST와 ALT는 정상치이고 γ-GTP만 높은 경우도
안심할 수 없다. 후생노동성은 '절도 있는 적당한 음주'의 기준을 하루
평균 순수 알코올 20g 정도라고 밝히고 있다. 이는 맥주는 500㎖, 소
주는 두 잔, 와인은 200㎖ 정도다. 이것이 간세포를 손상하지 않는 하
나의 기준이라 할 수 있다. 단, 이는 남성 기준이고 여성은 그 절반인
하루 평균 10g 정도라고 생각하면 된다. 술에는 좋은 효과도 있기에 마
시지 말라고는 할 수 없지만, 간에 무리가 가지 않도록 적당량을 지

건강진단 결과가 나쁜 사람의 몸에서 일어나고 있는 일

켜야 한다.

간 기능이 떨어지면 당 대사 및 콜레스테롤의 합성이 잘되지 않기 때문에 고혈당 및 이상지질혈증이 생기기 쉽고 생활습관병의 위험성도 높아진다. 간은 '혈액의 세관'이기도 해서 그곳이 나빠지면 온몸으로 보내는 혈액의 질도 나빠진다. 간 기능 수치가 나쁠 때는 그 원인을 찾는 것이 중요하다. 술과 지방간 이외에도 다른 원인이 있을 수 있다. 먹거나 마시면 간은 반드시 일을 해야 한다. 폭음이나 폭식을 하는 사람의 간은 악덕 기업에서 쉬지 않고 착취당하는 노동자와 같다. 간이 과로하지 않도록 부디 소중히 다뤄주기 바란다.

간의 포인트

- 간 기능 수치가 높다는 것은 많은 간세포가 망가졌다는 것.
- 간은 재생능력이 뛰어나지만 간세포가 망가지고 재생, 또 망가지고 재생되는 과정을 반복하다 보면 결국 재생이 안 되어 간경변을 일으키고 거기서 더 악화하면 간암이 된다.
- 간 기능 수치가 오르는 원인은 알코올만이 아니다.
- 과식 및 영양제의 과다 복용도 간을 손상하게 한다.

통풍은 빙산의 일각
'고요산혈증'의 진짜 무서운 점은?

당신의 요산치는 어느 단계인가?

요산치는 대사증후군 검진의 필수 항목에는 들어 있지 않지만 매우 중요한 검사 항목이다. 소변으로 배설되어 '요산'이라는 이름이 붙었지만, 요산치는 소변 검사가 아니라 혈당치나 콜레스테롤과 마찬가지로 혈액 검사로 확인한다. 요산치가 참고치를 넘으면 혈관 장애가 조금 진행되어 '혈관이 손상되기 시작한 단계'로 볼 수 있다.

요산은 신장에서 버려지는 노폐물의 하나다. 항산화물질이기도 해 꼭 나쁜 것은 아니고 어느 정도의 양은 몸에 필요한 물질이다. 개중에는 유전적으로 요산을 만들지 못해 극단적으로 요산치가 낮은 '저요산

혈증'인 사람이 있다. 그런 사람들은 활성산소에 의해 혈관이 손상되어 동맥경화가 진행될 가능성이 있다. 한편 요산이 너무 많아도 혈관의 내피세포에 염증을 일으켜 혈관 장애를 발생시킨다.

고요산혈증을 진단할 때는 '678룰'이라는 것이 있다. 요산은 소량이면 몸에 좋은 작용을 하지만, 혈액 속 양이 6.0mg/dL를 넘으면 좋지 않은 작용을 하고, 7.0mg/dL를 넘으면 '고요산혈증'으로 진단된다. 단, 7.0mg/dL 이상 8.0mg/dL 미만인 사람은 생활 습관을 바꾸면 대부분은 개선된다. 8.0mg/dL 이상에 신장 장애, 고혈압, 당뇨병 등의 합병증을 동반하는 경우는 약물 치료의 대상이며, 9.0mg/dL 이상이 되면 합병증의 유무와 상관없이 약물 치료의 대상이 된다. 즉, 6.0mg/dL 이하를 유지하는 것이 예방을 위해서는 중요하고, 7.0mg/dL 이상은 고요산혈증으로 진단되며, 8.0mg/dL 이상(합병증이 있는 경우)이면 약물 치료를 시작한다고 해서 '678룰'이다.

고요산 혈증에서 무서운 것은 통풍만이 아니다

'요산'하면 '통풍'을 떠올리는 사람이 많을 것이다. 통풍 발작이 일어나면 바람만 스쳐도 아플 정도로 극심한 통증 때문에 걷기조차 힘들다는 이야기를 종종 듣는다. 출근길에 통풍 발작을 일으키면 출근은 고사하고 구급차를 부르는 사람들도 적지 않다.

혈액 속에 요산이 많아지면 다 녹아들지 못하고 결정화된다. 특히 혈액 순환이 나빠 체온이 낮은 손발 관절 등에 잘 쌓이는데 그 덩어리를 요산염 결정이라고 한다. 이 결정이 관절 내에서 벗겨져 이를 백혈구가 처리하는 과정에서 염증을 일으켜 부어오르는 것이 바로 통풍 발작이다.

통증 발작이 일어난다는 것은 관절에 요산염 결정이 쌓일 만큼 요산치가 높다는 것이다. 요산염 결정은 밤송이 모양을 하고 있다. 그래서 나는 통풍 발작 유무와 상관없이 요산치가 상승하면 "혈관 벽을 밤송이의 가시로 벅벅 긁고 있는 상태"와 같다고 설명한다. 요산치가 높다고 해서 꼭 통풍 발작이 일어나는 것은 아니지만, 7.0mg/dL 이상의 고요산 혈증 환자는 관절에 요산염 결정이 침착되어 있을 가능성이 높고, 이것이 언제 벗겨져 발작을 일으켜도 이상한 것이 없는 상태다.

한 번 생긴 요산염 결정은 요산치가 6.0mg/dL 이하가 되지 않으면 녹지 않는다. 그래서 처음 발작은 요산치가 상당히 높지 않으면 일으키지 않지만, 한 번 경험한 사람은 6.0mg/dL대까지 내려가도 일으키는 것으로 알려져 있다. 게다가 통풍과 고요산 혈증이 장기간 지속되면 신장에 요산염 결정이 침착해 신장 기능이 나빠져 '통풍신(痛風腎)'이라 불리는 상태가 되기도 하는데, 심해지면 투석이 필요해질 수도 있다.

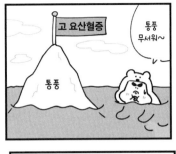
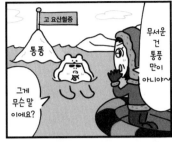
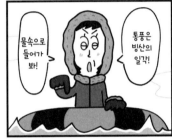
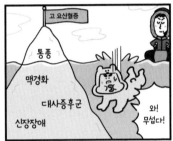

　단, 통풍은 고요산 혈증의 국소적인 병태 중 하나에 지나지 않는다. 통풍 발작보다 더 무서운 것이 있다. 고요산 혈증에 이르면 혈관의 내피 세포가 염증을 일으켜 혈관 장애가 진행된다. 이게 심해지면 온몸의 혈관에 염증이 생겨 동맥경화로 발전한다.

　고요산 혈증의 가장 중요한 위험인자는 대사증후군이다. 내장 지방이 축적되면 요산의 전구물질*인 하이포잔틴(hypoxanthine)이 잔틴(xanthine)으로 대사되고, 이것이 요산으로 변환되는 경로가 활발해지

* 어떤 화합물을 합성하는 데 필요한 재료가 되는 물질

는 것으로 밝혀져 있다. 더 나아가 대사증후군인 사람이 고인슐린 혈증 상태가 되면 신장의 사구체에서 일단 버린 요산이 재흡수되어 결과적으로 요산의 배설량을 감소시킨다. 즉, 내장 지방이 축적되면 요산 생성이 활발해지는 데다 요산 배설량이 감소해 고요산 혈증이 생기는 것이다. 게다가 만성 신장병의 발병률도 높아진다. 통풍 발작 유무와 상관없이 요산치가 6.0㎎/dL를 넘지 않도록 주의해야 한다.

격렬한 근력운동이나 음주 등 요산을 늘릴 수 있는 생활 습관은?

요산은 세포의 핵 속에 있는 핵산의 주성분 '퓨린체(purine bodies)'가 분해되어 생기는 노폐물이다. 늙은 세포를 분해하는 신진대사 과정에서 세포 속에 들어 있는 퓨린체를 재료로 형성된다. 근육통이 생길 정도의 격렬한 근력운동은 근육 세포를 망가뜨려 세포의 노폐물인 요산이 늘어난다. 어쩌면 보디빌더 중에는 고요산 혈증을 앓고 있는 사람이 많을 수도 있다. 여성들은 근육량이 적어 남성보다 요산치가 낮다 보니 통풍 환자의 90% 이상은 남성이다. 현재 검사 결과의 참고치는 남녀가 같지만, 여성이 6.0㎎/dL를 넘으면 조금 높은 편이라고 알 수 있다.

잘 알려진 바와 같이 식품에도 퓨린체가 있다. 퓨린체를 함유한 식품을 먹으면 이를 재료로 간에서 요산이 합성된다. 즉, 요산은 '세포의 재

건강진단 결과가 나쁜 사람의 몸에서 일어나고 있는 일

활용'과 '음식 섭취' 등 두 가지 경로를 통해 만들어진다.

✅ 퓨린체가 많은 식품의 예

퓨린체가 매우 많은 식품 (100g당 300mg 이상)	퓨린체가 많은 식품 (100g당 200~300mg 정도)
닭 간 312.2mg	돼지 간 284.8mg
말린 정어리 305.7mg	소 간 219.8mg
벤자리 이리 305.5mg	가다랭이 211.4mg
다금바리 이리 559.8mg	정어리 210.4mg
아귀 간 술찜 399.2mg	대하 273.2mg
갈치 385.4mg	말린 전갱이 245.8mg
	말린 꽁치 208.8mg

출처 〈고 요산혈증·통풍 치료 가이드라인〉제3판

퓨린체는 세포가 꽉 들어찬 식품에 많이 함유되어 있다(위의 표 참조). 간 등 내장류나 건어물이 대표적이다. <고요산 혈증·통풍 치료 가이드라인> 제3판에서는 고요산 혈증인 사람은 퓨린체의 하루 섭취량을 400mg 정도로 제한할 것을 권장하고 있다. 일반적으로 혈중 요산은 1200mg인데 이것이 과부족이 없는 상태다. 거기에 간에서 매일 새로 700mg씩 만들어지고 불필요해진 것은 소변으로 500mg, 대변으로 200mg 매일 배설되어 균형이 유지되고 있다(다음 표를 참조).

그러나 대사증후군 등으로 인해 요산 생성이 활발해지거나 식사를 통해 퓨린체를 많이 섭취하고 또는 땀은 많이 흘리는데 수분 섭취가 적어 소변량이 줄면서 소변을 통해 배설되는 양이 감소하면 혈액 속에 요산이 남아 고요산 혈증이 된다.

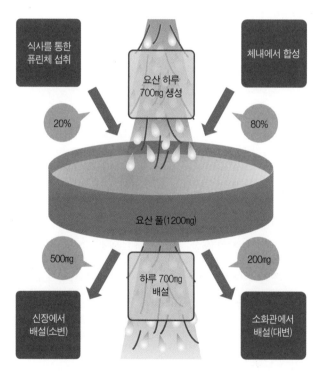

☑ **퓨린체가 많은 식품의 예**

식사를 통한 퓨린체 섭취

체내에서 합성

요산 하루 700mg 생성

20%

80%

요산 풀(1200mg)

500mg

200mg

하루 700mg 배설

신장에서 배설(소변)

소화관에서 배설(대변)

건강한 사람은 체내에 1200mg 정도의 요산이 축적돼 있다. 체내에서 만들어지는 요산은 하루 700mg 정도고 배설되는 양도 700mg 정도로 균형이 유지되고 있다

건강한 사람은 체내에 1200㎎ 정도의 요산이 축적되어 있다. 체내에서 만들어지는 요산은 하루 700㎎ 정도고 배설되는 양도 700㎎ 정도로 균형이 유지되고 있다.

수분 섭취가 적어 탈수 상태가 되었을 때도 요산이 잘 배설되지 않아 배설량 저하로 요산치가 올라간다. 알코올도 탈수를 발생시키기 때문에 배설량 저하를 초래해 요산치가 올라간다. 따라서 사우나에서 충분히 땀을 뺀 다음에 맥주를 마시는 것은 아주 안 좋은 습관이다. 이렇게 하면 요산치가 급상승한다.

충분한 수분 섭취로 요산을 배출하자

요산치를 높이지 않은 방법 중에서 가장 좋은 것은 뭐니 뭐니 해도 '수분 섭취'다. 수분을 섭취하지 않으면 소변량이 줄어 요산을 버릴 수 없기 때문이다. 요산치가 높은 사람은 하루에 1.5~2ℓ의 물을 마시는 것이 좋다. 같은 수분이라도 술이나 카페인이 든 커피는 이뇨 작용이 있기에 권장하지 않는다. 그냥 물을 마시거나 보리차나 현미차 등 카페인이 들어 있지 않은 차를 마시도록 한다. 수분이 많은 채소를 먹는 것도 수분 섭취에 도움이 된다.

술을 마시고 싶을 때는 꼭 물과 함께 마시도록 한다. 알코올은 이뇨 작용이 있어 마신 양 이상의 수분을 배출하지만, 물을 함께 마시면 탈수를 예방할 수 있다. 술을 마실 때 요산치를 걱정해 퓨린체가 많은 맥주는 피하고 퓨린체가 전혀 없는 소주나 하이볼을 마시는 사람들이 많은데, 실은 맥주에 함유된 퓨린체는 양만 봤을 때는 큰 문제는 없다. 그보다 알코올 자체에 요산치를 올리는 작용이 있다는 것이 더 문제다. 알코올이 분해되는 과정에서 요산의 합성이 촉진되는 데다 알코올의 이뇨 작용으로 요산이 잘 배설되지 않기 때문이다. 퓨린체 제로 맥주도 많이 마시면 확실히 요산치는 올라간다.

요산치가 신경 쓰인다면 마시는 술의 종류보다는 알코올의 양, 건어물이나 내장 등 안주로 먹는 음식에 함유된 퓨린체의 양에 주의해야 한다. 세포를 많이 섭취하면 퓨린체를 섭취하게 된다. 수분이 빠진 건어물은 소량만 먹어도 세포를 많이 섭취하게 되기 때문에 특히 주의가 필요하다. 요산치를 올리지 않기 위해서는 후생노동성이 내놓은 '절도 있는 적당량의 음주'의 기준인 하루 평균 순수 알코올 권장량 20g 정도(맥주 500㎖, 소주 두 잔. 사케 1홉, 와인 200㎖ 정도)를 지키는 것이 중요하다.

과일에 함유된 과당에도 주의하자

알코올과 마찬가지로 너무 많이 먹지 말아야 할 것이 바로 프럭토스

(fructose, 과당)다. 과당은 원래 과일에 함유된 당분으로, 여기에 포도당이 결합하면 설탕(자당)이 된다. 청량음료에 함유된 과당 포도당 액당은 과당과 포도당의 혼합액이다. 과당은 요산의 전구물질을 요산으로 바꾸는 대사를 촉진하기 때문에 많이 섭취하면 요산이 늘어난다. 과즙 100% 주스나 디저트에 많이 들어 있으니 주의하자.

과일은 건강에 좋다는 이미지가 있지만 요즘 과일은 단맛이 강하고 과당이 많아졌다. 후생노동성에서는 하루 200g 정도의 과일 섭취를 권장하고 있다. 사과는 1개, 귤은 2개, 바나나는 1개다. 기본적으로는 하루 80㎉ 이내로 제한하는 것이 기준이다. 대사증후군을 막고 내장 지방을 줄여도 요산을 줄일 수 있다. 이를 위해서는 식사에 신경을 쓰고 운동도 해야 한다. 내장 지방을 줄이는 데는 걷기나 수영 등 유산소 운동이 효과적이다. 근력운동을 격렬하게 하면 요산치가 오르니 부하가 적은 유산소 운동을 권한다.

- '요산'하면 '통풍'을 떠올리는 사람이 많은데 고요산 혈증에서 무서운 것은 통풍만이 아니다.
- 고요산 혈증이 발생하면 혈관의 내피세포가 염증을 일으켜 혈관 장애가 진행된다. 내장 지방이 쌓이면 고요산 혈증이 발생하기 쉽다.
- 고 요산혈증인 사람은 퓨린체의 하루 섭취량을 400㎎ 정도로 제한한다.
- 대사증후군의 예방 및 개선, 과당의 과다 섭취 방지, 수분 섭취도 중요하다.

건강진단 결과가 나쁜 사람의 몸에서 일어나고 있는 일

신장

크레아티닌, 요단백, eGFR에서
꼭 봐야 하는 것은?

당신의 신장 기능은 어느 단계인가?

요단백, 크레아티닌, eGFR 등 신장 기능을 나타내는 수치가 참고치를 넘었다면 혈관 장애가 한층 더 진행됐을 가능성이 있다. 대사증후군이나 고혈압, 이상지질혈증 등과 같은 생활습관병으로 인해 동맥경화가 진행되면 신장 기능이 저하되기 시작한다. 소변을 만드는 신장은 동맥경화와는 관계가 없어 보일지 모르지만, 사실 신장은 '혈관 덩어리'라고 할 만큼 혈관이 모여 있는 장기다. 이 모습이 실뭉치를 닮았다고 해서 '사구체'라 불리는데, 지름 0.1~0.2㎜의 모세혈관 다발이 한 쪽 신장에 약 100만 개씩 들어 있다(41쪽 그림을 참조). 거기로 혈액을 흘려보내

몸에 필요한 것과 그렇지 않은 것으로 추가로 분류한다. 불필요한 것은 일단 혈액에서 여과되어 소변이 된다.

동맥경화가 진행돼 혈관이 손상되기 시작하면 사구체에도 그 영향이 나타난다. 사구체는 매우 예민한 혈관 덩어리로 한 번 망가지면 재생되지 않는다. 사구체는 노폐물 등을 여과시키는 일을 해 평소에도 다른 혈관에 비해 강한 압력을 견디고 있다. 하지만 견딜 수 있는 수준 이상의 압력이 지속적으로 가해지면 사구체의 혈관은 손상되어 망가진다. 사구체로 혈액을 보내는 수입세동맥과 복수의 사구체를 통과한 혈액이 모이는 수출세동맥이 동맥경화를 일으키면 사구체로 흘러드는 혈액의 압력이 잘 조절되지 않아 사구체가 더 손상된다.

고혈당 상태에서는 사구체의 혈관이 모이는 부분이 비대해지다 결국 사구체의 혈관을 짓눌러 사멸시킨다. 건강한 사람도 나이가 들면서 신장 기능이 저하되는데 이렇게 고혈압이나 고혈당, 고 LDL 콜레스테롤이 있으면 그 속도는 빨라진다.

신장 기능에서 주로 주목해야 할 것은 소변 검사로 알 수 있는 요단백, 혈액 검사로 알 수 있는 크레아티닌, eGFR 등이다.

☑ 신장 기능 검사치의 참고치

	요단백	eGFR	크레아티닌	
			남	여
참고치	(-)	60 이상	1.00 이하	0.70 이하
보건 지도 판정치	(±)	45~59	1.00~1.29	0.71~0.99
진찰 권장치	(+)	45 미만	1.30 이상	1.00 이상

eGFR의 단위는 ㎖/분/1.73㎡ 크레아티닌의 단위는 mg/dL

크레아티닌 수치가 높다는 것은 혈액 속에 버려야 할 쓰레기가 많이 남아 있다는 것인데, 이는 신장의 여과 기능이 저하됐다는 의미다. eGFR은 '추정 사구체 여과율'로, 1분 동안 어느 정도 소변을 여과하는 능력이 있는지를 나타내는 지표다. '요단백'은 소변에 단백이 섞여 있는지를 보여주며, 수치가 '+'가 되면 신장이 손상되었을 가능성이 크다고 볼 수 있다.

eGFR 수치가 60 밑으로 떨어지면 주의가 필요하며, 15 미만이면 '고도 저하~말기 신부전'으로 구분된다. 단, 신장의 사구체는 쉼 없이 혈액을 여과하기 때문에 나이가 들면서 손상되는 것은 당연한 일로,

eGFR이 60 밑으로 떨어져도 중증도 해석은 고령 세대와 청년 세대가 조금 다르다. 문제는 일찌감치 60 밑으로 떨어지는 것이니 그렇게 되지 않도록 주의해야 한다.

현재 신장 기능을 근본적으로 개선하는 약은 없다. 따라서 신장 기능이 일정 수준 이상으로 저하되면 신장 이식을 하거나 인공 투석을 하는 방법밖에 없다. 투석은 매우 중요한 치료법이지만 일단 투석을 받게 되면 일주일에 2~3번, 한 번에 몇 시간 동안 투석 치료를 받아야 한다. 긴 해외여행은 물론 국내 여행을 갈 때도 여행을 떠난 곳에서 투석 치료를 받을 수 있는 의료기관을 사전에 찾아 두어야 하는 등 QOL(삶의 질)이 크게 떨어진다는 점은 부정할 수 없다. 가능하면 그렇게 되지 않도록 일찌감치 신장 기능 수치에 관심을 두고 생활 습관을 개선해야 한다.

신장 기능 저하를 알려주는 크레아티닌과 요단백

크레아티닌은 근육에 존재하는 크레아틴(creatine)이라는 아미노산 대사의 결과로 생기는 노폐물이다. 몸에 필요 없는 쓰레기이기 때문에 신장에서 여과돼 소변으로 배설된다. 다시 말해 혈중 크레아티닌 농도가 높다는 것은 신장의 여과 기능이 떨어졌다는 것을 의미한다. 크레아티닌은 근육에서 만들어지는 물질이기 때문에 그 수치는 근육량과 나이, 성별에 따라 달라진다. 운동선수나 젊은 사람, 남성 등 근육량이 많은 사람은 크레아티닌 수치가 높게 나오는 데 반해 고령자나 여성은 신장 기능이 떨어져도 크레아티닌 수치가 낮게 나오는 경향이 있다. 일본 전국건강보험협회 홈페이지에 올라와 있는 참고치는 남성이 1.10㎎/dL 이하, 여성이 0.80㎎/dL 이하로 되어있다.*

요단백은 소변에 단백질이 섞여 나오는 것을 말한다. 단백질은 온몸의 세포를 만드는 재료가 되는, 몸에 필요한 영양소이기 때문에, 소변으로 버려지지 않도록 신장에서 이중으로 거르는 구조로 되어있다. 몸에 필요한 성분이 소변에 섞여 있다는 것은 신장(사구체)이 손상되어 단백질이 새어 나오고 있다는 것을 의미한다.

1분 동안 여과할 수 있는 소변의 양(사구체 여과량)을 나타내는 것이 바로 eGFR이다. 신장의 모든 사구체가 건강해 100% 제 기능을 할 때 eGFR은 '100'이 된다. eGFR이 70이면 사구체가 손상되어 70% 정도, eGFR이 50이면 50% 정도 기능하고 있다고 보면 된다.

eGFR이 30 아래로 떨어지면 신장 기능의 '고도 저하'로, 15 미만이면 '고도 저하~말기 신부전'으로 구분된다. eGFR이 15면 약 15% 정도의 사구체밖에는 기능하지 못한다는 것인데, 이 상태에서는 크레아티닌과 같은 쓰레기를 혈액에서 재빨리 처리하기 어렵다. 이 상태가 더 진행

* 검사기관에 따라 다소 차이가 있을 수 있다.

되면 요독증*에 이를 가능성이 있어 인공 투석이 검토되는 단계다. 단백질과 칼슘 등을 자력으로는 잘 조절할 수 없기에 엄격한 식사 제한도 필요하다.

'eGFR이 60 미만', 혹은 '요단백'이 나오는 상태가 3개월 이상 지속되면 '만성 신장병(CKD)'으로 진단된다. 이는 신장 기능이 서서히 떨어지는 질병의 총칭이다. 고혈압이나 이상지질혈증과 마찬가지로 이렇다 할 자각증상은 없고, 일본인의 경우 환자 수가 1,480만 명으로 추산되어 당뇨병보다 많다.

한편 eGFR이 100을 넘기도 한다. 당뇨병에 걸리면 '과여과' 상태가 될 때가 있는데, 이렇게 되면 eGFR이 100을 넘을 수도 있다. 과여과가 장기간 계속되면 사구체가 과로로 손상되다 이후 순식간에 신장 기능이 저하된다. 이것이 바로 당뇨병성 신장 질환이다.

eGFR 결과는 '작년과 올해의 차이'가 중요하다

eGFR은 '작년과 올해의 차이'를 보는 것이 중요하다. eGFR은 해마다 약간의 변동은 있는데, 평균적으로 나이가 들면서 해마다 1~2 정도

---

* 소변으로 배출되어야 할 노폐물(요독)이 배설되지 못하고 체내에 축적되어 발생하는 다양한 증상들

건강진단 결과가 나쁜 사람의 몸에서 일어나고 있는 일

내려간다. 이 범위 내에서 떨어지는 것은 큰 문제는 없다. 현재 eGFR 수치에서 수명이 다할 때까지 내려갈 것으로 예상되는 숫자를 뺀 결과가 15 밑으로 떨어지지 않으면 된다.

그런데 1년 동안 3~5나 떨어졌다면 고혈압이나 고혈당 등 사구체를 손상하는 원인이 있을 것으로 예상된다. 만일 1년 동안 eGFR이 3씩 내려가면 10년이면 30이 내려간다는 계산이 된다. 예를 들어 55세에 60인 사람은 10년 후인 65세에는 30이 되고, 70대가 되면 15 밑으로 떨어지는 것이다. 참고로 eGFR은 한 번 내려가기 시작하면 더 큰 폭으로 내려간다.

신장 기능이 저하되지 않으려면

대한신장학회가 내놓은 eGFR 계산 결과*를 보면 90 미만(90~30)이면 '경도~중등도 저하'에, 30 미만(30~15)이면 '중등도~고도 저하'에 해당한다. 그러나 유감스럽게도 대부분 사람은 평생 90 이상에 머물러 있을 수 없다. 우리 몸의 세포에서는 식생활이나 신체 활동 등으로 인해 노폐물이 매일 생기고, 우리는 약이나 영양제를 먹기도 한다. 이를 매일 처리해주는 것이 사구체이기 때문에 나이가 들면서 저하되는 것은 자

* 대한신장학회 홈페이지에서는 CKD-EPI 공식을 사용하고 있다. (2021.09~)

연스러운 일이다. 즉, eGFR의 저하는 노화현상의 하나로 보면 된다. '노안'처럼 eGFR도 떨어지게 되어있다는 것이다. 중요한 것은 eGFR의 저하 속도를 늦추는 것이다. 이를 위해서 우리가 할 수 있는 것은 과연 무엇일까?

염분과 단백질의 과다 섭취에 주의하자

앞서 신장은 '혈관 덩어리'라고 했다. 혈관에 가장 부담을 주는 것은 '혈압'이다. 원래 신장의 사구체는 혈액을 여과하기 위해 우리 몸의 다른 모세혈관보다 혈압이 높게 설정돼 있다. 그래서 조금만 혈압이 올라도 사구체에는 큰 부담이 되어 손상되기 쉽다.

고혈압이 있으면 사구체의 내압은 더 오른다. 그리고 고혈압 상태가 장기간 지속되어 신동맥 등 사구체와 연결된 혈관이 딱딱해진 사람은 사구체에 갑자기 혈액을 흘려보내기 때문에 사구체의 혈압이 오른다. 실제로 건강검진 결과를 보면 1년 동안 eGFR이 3 이상이나 내려간 사람은 혈압이 높은 경우가 많다.

eGFR의 저하 속도를 늦추기 위해서는 먼저 고혈압이 있으면 방치하지 말아야 한다. 혈압을 낮추는 약을 처방받은 사람은 신장을 지키기 위해서라도 약을 잘 챙겨 먹는 것이 중요하다. 식사할 때는 '염분 섭취를 줄이는 것'이 가장 중요하다. <고혈압 치료 가이드라인 2019>에서는 고혈압인 사람은 식염 섭취량을 하루 6g 미만으로 제한할 것을 권장하고 있다. <일본인의 식사 섭취 기준 2020년판>에서는 고혈압이 아닌 성인 남성은 7.5g, 성인 여성은 6.5g까지 식염을 섭취해도 된다고 나와 있는데, 나는 건강한 사람도 식염을 하루 6g 미만으로 제한할 것을 권장한다.

같은 식재료도 요리법에 따라 염분량은 크게 달라진다. 특히 건어물이나 조림은 주의가 필요하다. 어묵에 든 무도 속까지 맛이 밴 것이 맛있어 보이지만, 그럼 염분도 속까지 깊이 배게 된다. 색만 보고 판단하기 어려운 경우도 있지만, 기본적으로 너무 검게 변하지 않은 것을 먹도록만 노력해도 염분 섭취를 줄일 수 있다. 최근에는 음식에 소금이나 간장을 많이 쓰지 않는 사람들이 는 반면, '육수 조미료'를 쓰는 사람들이 많이 늘었다. 이것도 의외로 염분이 많으니 너무 많이 사용하지 않도록 주의해야 한다.

한 가지 더 주의했으면 하는 것이 바로 '단백질의 과다 섭취'다. 밥 등 주식으로 먹는 탄수화물은 최종적으로 물과 이산화탄소로 분해되어 노폐물이 나오지 않는 깨끗한 에너지원이어서 신장에 부담을 주지 않는다. 그러나 단백질은 세포로 쓰이고 나면 반드시 노폐물이 생겨 신장에서 처리해야 한다. 과다 섭취하면 그만큼 신장의 부담이 늘어나는 것이다.

고령자는 노쇠로 근육이 줄지 않도록 충분한 단백질 섭취가 권장되고 있지만, 그것은 어디까지나 필요한 양만큼 섭취하라는 것이지 무조

건 많이 먹으라는 이야기가 아니다. <일본인의 식사 섭취 기준>에 따르면 성인의 하루 단백질 섭취 권장량은 남성 65g(65세 이상 60g), 여성 50g으로, 기본적으로 체중 1kg당 1~1.2g 섭취하면 충분하다. 예를 들어 체중이 60kg인 사람은 60~72g 정도 섭취하면 된다.

하루에 계란 1개, 우유 200㎖, 콩·콩제품(두부는 110g), 육류·생선류 각각 50~100g을 빠뜨리지 않고 매일 먹으면 필요한 양을 섭취할 수 있다. 이보다 적어도 안 되지만 그렇다고 무조건 많이 먹는다고 좋은 것도 아니다. 단백질을 많이 섭취하기 위해 매일 프로틴을 먹는 습관이 있다면 신장 기능을 떨어뜨리는 원인이 될 수 있다.

살이 찌면 혈액량이 늘어 신장에 부담을 준다

몸에 수분이 부족한 '탈수'도 신장 기능이 떨어지는 큰 원인이 된다. 신장은 혈액을 여과하는 장기로, 여과하기 위해서는 일정량 이상의 수분이 필요하다. 강도 수량이 부족하면 토사를 흘려보내지 못해 탁해지는 것과 같은 원리이다. 수분 부족, 사우나 이용, 음주로 인한 이뇨 작용 등으로 탈수 상태가 되면 사구체의 혈류량이 감소해 여과에 부담이 되거나 혹은 여과를 제대로 할 수 없게 된다. 이런 상태가 일상적으로 지속되면 eGFR이 떨어진다.

건강진단 결과가 나쁜 사람의 몸에서 일어나고 있는 일

땀을 많이 흘리는 여름철은 말할 것도 없고 난방으로 건조한 방에 있을 일이 많은 겨울철에도 탈수에 주의해야 한다. 만성 심부전 등 심장병, 야간 빈뇨*등과 같은 특별한 질병이 없다면 하루에 물 2ℓ를 마시는 것이 좋다.

한편 온몸을 순환하는 혈액량이 너무 늘어도 신장의 부담이 커진다. 그런 의미에서 비만도 좋지 않다. 체중의 13분의 1이 혈액량이라고 하니 체중이 많이 나가는 사람일수록 순환 혈액량이 많다. 게다가 비만으로 내장 지방이 쌓이면 내장 지방에서 분비되는 나쁜 생리 활성 물질(아디포사이토카인)의 영향으로 혈액 속에 나트륨이 잘 쌓이게 되고 그 영향으로 순환 혈액량이 증가한다.

많이 먹을수록 섭취하는 염분량도 늘어난다. 그럼 우리 몸에서는 혈중 나트륨의 농도를 일정하게 유지하기 위해 혈액량이 늘어나고 그 결과 혈압도 상승하고 신장의 여과량도 늘어난다. 내장 지방이 늘면 혈압뿐 아니라 혈당치도 높아진다. 대사증후군은 동맥경화를 발생시키는 원인도 된다. 고 LDL 콜레스테롤도 마찬가지로 모두 eGFR을 낮추는 원인이 된다.

특히 당뇨병은 주의해야 한다. 당뇨병의 3대 합병증 중 하나가 '당뇨병성 신장 질환'인데, 일본투석의학회의 조사에 따르면 인공 투석에 이르는 원인 중에서 가장 많은 것이 바로 당뇨병성 신장 질환이다. 신장 기

---

* 수면 중 자주 소변이 마려운 증상

능을 지키기 위해서는 혈관에 손상을 주지 않는 생활, 즉 혈압과 혈당, LDL 콜레스테롤을 높이지 않는 생활을 하는 것이 중요하다.

지나친 근력운동은 금물

신장 기능 저하가 걱정되는 사람에게는 조깅이나 수영처럼 몸에 비교적 가벼운 부하를 주고 산소를 마시면서 장시간 하는 유산소 운동을 권한다. 체지방을 태우는 유산소 운동이 다이어트에 효과가 있다는 사실은 잘 알려져 있다. 특히 배 주변의 내장 지방은 유산소 운동을 하면 잘 빠진다.

운동하면 내장 지방만 빠지는 것이 아니다. 혈당치를 낮추는 인슐린 기능이 좋아지고 혈압을 낮춰주며 좋은 HDL 콜레스테롤을 증가시킨다. 즉, 혈관과 신장 기능을 지키는 데도 도움이 되는 것이다.

유산소 운동 외에 근육량을 유지하기 위해 근력운동을 하는 것도 중요하다. 근력운동으로 근육량이 늘어나면 기초대사가 촉진되어 살이 잘 찌지 않는 체질로 만들어 준다. 단, 단백질의 과다 섭취처럼 근력운동도 지나치면 신장에 부담이 될 가능성이 있으니 주의해야 한다. 근력운동은 근육에 일정 수준 이상의 부하를 주기 때문에 근섬유가 일단 손상된다. 이를 새로운 근육 세포로 재생시켜 근섬유를 크고 튼튼하게 만드는 것인데 그 과정에서 노폐물인 크레아티닌이 늘어난다.

개중에는 근력운동을 아무리 해도 신장 기능에 변화가 없다는 사람도 있을 것이다. 그러나 젊을 때는 여과 기능이 그럭저럭 유지되어도 나이가 들면 이야기는 달라진다. 근력운동은 신장에서 처리해야 할 노폐물을 늘린다는 사실을 명심해야 한다. 최근에는 근력운동과 함께 프로틴을 섭취하는 것이 유행인 듯한데, 그렇기에 더욱 신장에 대해 조금 더 신경을 썼으면 한다.

신장의 포인트

- 신장 기능 항목이 참고치를 넘으면 혈관 장애가 어느 정도 진행된 상태로 볼 수 있다.
- eGFR은 크레아티닌 수치로 산출할 수 있다. '작년과 올해의 차이'에 주목하고 1년 동안 3~5나 내려가면 주의가 필요하다.
- 고혈압은 신장 기능 저하의 가장 큰 위험인자다. 식염 섭취는 하루 6g 미만을 목표로 하자.
- 단백질을 과다 섭취하면 노폐물이 늘어 신장에 부담이 된다. 체중 1kg당 1~1.2g 섭취면 충분하다.
- 탈수, 비만, 당뇨병도 신장 기능을 저하시킨다.

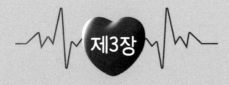

제3장

이럴땐 어떡하면
좋을까요?

흔한 사례 별 대책

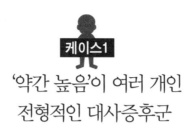

'약간 높음'이 여러 개인
전형적인 대사증후군

요요로 혈당·혈압 악화

53세 남성 A 씨는 2년 전 특정 검진 결과에서도 대사증후군이었다. 그래서 그다음 해 건강검진 전에 심기일전해 당질 제한 다이어트를 했다. 다이어트를 시작하기 전 체중은 85kg, 허리둘레는 88cm였다. 혈압과 혈당은 고혈압과 당뇨병으로 진단될 수준은 아니었지만, 꽤 높은 편이었다. 여기에 중성 지방, LDL 콜레스테롤, 간 기능의 지표인 ALT, γ-GTP 모두 참고치를 넘어 지방간이 의심되는 상태로 대사증후군에 해당했다.

당질 제한 식사를 하고 생활 습관 개선에 힘쓴 보람이 있어 한두 달 만에 감량에 성공, 다음 검진에서는 체중이 4kg 줄었다. 허리둘레는 85

㎝였지만 체중이 준 덕분에 간 기능 수치와 당화혈색소는 내려갔다.

그런데 요요현상이 와서 체중이 다이어트를 하기 전보다 1㎏이 늘어 86㎏으로 불었다. 허리둘레는 97㎝까지 늘었고, 혈압도 올라 '고혈압'으로 진단될 수준에 이르렀다. ALT, ɤ-GTP, 중성 지방도 다시 올랐다. A 씨도 충격을 받은 것은 혈당치였다. 공복 시 혈당치가 126㎎/㎗, 당화혈색소가 6.7%로 '당뇨병'이 확실했다. 게다가 심전도까지 '이상이 보인다'는 지적까지 받았다.

✅ A 씨의 건강검진 결과

세목 \ 나이	처음에는 '약간 높음'이 여러 개였던 상태 51세	단기간에 감량 52세	요요현상 53세
체중(㎏)	85	81	86
허리둘레(㎝)	88	85	97
최고 혈압(mmHg)	137	133	142
최저 혈압(mmHg)	88	86	91
공복 시 혈당(㎎/㎗)	120	115	126
당화혈색소(%))	6.1	5.6	6.7
중성지방(㎎/㎗)	304	227	395
LDL 콜레스테롤(㎎/㎗)	160	138	165
ALT(U/L)	43	17	33
ɤ-GTP(U/L)	152	113	158

■ 높은 편 ■ 참고치 초과

'약간 높음'이 여러 개인 전형적인 대사증후군

A 씨의 처음 건강검진 결과를 보면 전형적인 대사증후군이라 할 수 있다. 먼저 허리둘레가 대사증후군의 참고치인 85㎝를 넘어 내장 지방이 축적된 상태였다. 이것과 중성 지방을 제외하면 몹시 나쁜 수치는 없지만, 혈압과 혈당치, LDL 콜레스테롤까지 모두 정상치보다 조금씩 높은 상태였다. 이렇게 허리둘레가 참고치를 넘고, 다른 검사 결과의 '하나하나가 큰 문제는 없지만 약간 높은 수치가 여러 개'인 것이 전형적인 대사증후군이다.

간 기능의 지표인 ALT와 γ-GTP 수치가 높은 것으로 보아 지방간이 예상된다. 내장 지방과 지방간 모두 중성 지방이 쌓인 결과다. 좀 더 자세히 설명하자면 내장 지방이 중성 지방의 첫 번째 창고이고 간이 두 번째 창고로, 중성 지방이 남으면 먼저 내장 지방으로 축적되고 그곳이 가득 차면 남는 중성 지방이 간에 축적돼 지방간이 되는 것이다.

그리고 혈중에 늘어난 여분의 당은 보통 지방이나 근육, 간 등 '당의 비축창고'에 저장해두고 혈당을 조절하는데, 이를 위해서는 창고의 열쇠 역할을 하는 인슐린의 역할이 중요하다. 내장 지방이 늘면 이 인슐린의 기능도 나빠져 혈당치와 당화혈색소 수치도 상승한다.

다이어트로 내장 지방을 줄이면 다이어트를 하기 전보다는 인슐린의 기능이 개선되기 때문에 당화혈색소 수치가 내려간다. 게다가 살이

이럴 땐 어떻게 하면 좋을까요? 흔한 케이스별 대책

빠져서 내장 지방의 창고에 공간이 생기면 간으로 중성 지방을 보내지 않고도 내장 지방으로 저장할 수 있기 때문에 지방간도 개선된다. 이것이 A 씨가 첫 검진으로부터 1년 후 감량했을 때의 상태다.

문제는 허리둘레다. 허리둘레는 여전히 85cm 이상으로 내장 지방이 과도하게 축적된 상태였다. 이 때문에 혈압은 그다지 개선되지 않았다. 이 상태에서는 지방 세포에서 '안지오텐시노겐'이라는 혈압을 높이는 작용을 하는 생리 활성 물질이 나오기 때문이다. 이처럼 체중을 줄여도 내장 지방이 축적된 상태에서는 혈관 장애를 일으키는 위험인자가 '다 좋아지지는 않는다'는 이야기다.

요요현상으로 수치가 악화하는 이유는?

A 씨는 감량에 성공하고 안심했을 텐데 이후 요요현상이 나타났다. 살이 5kg 찌고 허리둘레도 97cm로 늘었다. 처음과 비교하면 4kg 뺐다 5kg 찐 것이니 체중은 1kg밖에는 늘지 않았다. 그런데 허리둘레는 크게 늘었다. 다시 말해 내장 지방이 늘었다는 것이다. 이것이 문제였던 것은 분명하다.

요요현상 이후의 건강검진 결과에서는 혈압은 결국 고혈압으로 진단될 수 있는 수치까지 상승했고, ALT나 γ-GTP 수치도 나빠져 간에 축적된 지방의 양이 늘었을 것으로 예상됐다. 중성 지방 수치도 400mg/dL 가까이 올랐다.

당 대사가 특히 나빠져 공복 시 혈당치와 당화혈색소 수치는 '당뇨병' 으로 진단될 수 있는 수치까지 상승했다. 즉, 체중은 2년 전과 비교해 큰 변화가 없었지만, 혈당치와 혈압 수치가 확실히 나빠졌다.

이 사례에서 꼭 알아둬야 할 점은 단기간에 체중을 줄이면 요요가 오기 쉽고 그로 인한 부작용도 크다는 것이다. 그럼 요요가 잘 오는 이 유는 뭘까? 식사를 하면 지방 세포에서 분비된 렙틴(leptin)이라는 호르 몬이 뇌의 시상하부에 있는 포만중추를 자극해 '포만감'을 느끼게 된다. 그런데 단기간에 살을 빼면 몸이 여기에 즉각적으로 적응하지 못해 이 전처럼 많이 먹지 않으면 렙틴이 분비되지 않는다. 그래서 식사량을 갑 자기 줄이면 '더 먹어라'라고 뇌가 명령을 내리기 때문에 공복감을 느 껴 매우 힘들고 스트레스를 받게 되는 것이다. 단기간에 살을 빼면 요 요가 오기 쉬운 것은 이런 이유 때문이다.

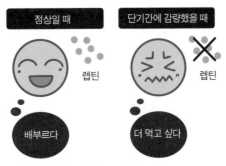

☑ 단기간에 감량하면 요요가 잘 오는 이유

정상일 때
렙틴
배부르다

단기간에 감량했을 때
렙틴
더 먹고 싶다

평소에는 식사를 하면 렙틴이 분비돼 포만감을 느끼지만,
식사량을 갑자기 줄이면 렙틴이 잘 분비되지 않아 '더 먹고 싶다'는 공복감이 강해진다

요요현상이 오면 다양한 수치가 이전보다 나빠지는 이유 중 하나는 몸속이 이전과 달라지기 때문이다. 체중이 많이 나가면 근육에도 부하가 걸리기 때문에 살이 찐 사람은 어느 정도 근육도 있다. 그런데 식사량을 갑자기 줄이면 근육을 분해해 에너지원으로 쓰기 때문에 근육량이 줄어든다. 즉, 살이 찐 사람이 다이어트로 갑자기 살을 빼고 나서 요요현상으로 체중이 돌아오면 몸의 조성(組成)*이 이전과 달리 근육이 줄고 지방이 늘어난 상태가 되는 것이다. 그래서 체지방률을 측정하면 보통 늘어 있다. 이것이 당 대사 및 지질 대사를 악화시키는 원인이 된다.

★ 물질계를 구성하고 있는 여러 성분의 양(量)의 비

내장 지방이 쌓이면 인슐린의 기능이 떨어지기 시작한다. 분비는 제대로 되지만 인슐린이 제 기능을 하지 못하기 때문에 더 많은 인슐린이 필요해져 췌장에서 추가로 분비된다. 이른바 고인슐린 혈증 상태가 되는 것이다. 이 상태가 되면 나트륨이 혈액 속에 쌓이기 쉬워 혈압이 상승한다. 많은 인슐린이 작동하기 시작하면 혈중 당분을 중성 지방으로 변환해 내장 지방으로 계속 쌓아두기 때문에 허리둘레가 더 늘어난다. 그러다 내장 지방 창고가 가득 차면 혈액 속에 당이 남게 되고 이것이 남은 LDL 콜레스테롤에 붙어 동맥경화를 일으키는 당화 LDL이 된다.

요요현상이 온 A 씨의 심전도에서 심장 근육으로 영양을 운반하는 혈관인 관상동맥의 흐름이 나쁘다는 이상 소견까지 발견된 것은 이러한 변화의 결과로 볼 수 있다. 최고 혈압 142mmHg는 고혈압이기는 하지만 의료기관에서 진찰받아도 바로 약을 처방받을 단계는 아니다. 혈당치도 마찬가지다. 즉, 하나하나는 크게 이상하지 않지만, 혈관 장애를 일으키는 위험인자를 여러 개 복합적으로 가지고 있으면 심전도에서까지 이상이 나타나는 것이다. 이것이 대사증후군의 무서운 점이다.

대사증후군에 걸리면 내장 지방에서 'PAI-1'이라는 생리 활성 물질도 나온다. 혈액을 잘 응고되게 만드는 이 물질 때문에 혈전이 잘 생긴다. 동맥경화가 진행되면 혈관 안쪽으로 크게 부풀어 오른 내피세포가 손상돼 출혈을 일으키는 경우가 있다. 그럼 혈관 벽의 출혈을 멈추기 위해 PAI-1이 작동하게 되는데, 이때 생긴 혈전이 혈관을 막아버리는 것이 심근경색이나 뇌경색이다. 지금은 아무런 자각증상이 없어도 이대로 방치하면 A 씨는 5년 이내에 뇌경색이나 심근경색으로 쓰러질 가능성도 부정할 수 없다.

한 달에 1kg씩 천천히 뺀다

우리 몸이 보내는 신호를 일상적으로 확인할 수 있는 것이 바로 체중이다. 몸을 개선하고자 할 때 체중을 기준으로 삼기 쉬운데, 살찐 것 자체가 나쁜 것은 아니고 내장 지방이 축적돼 혈관을 변화시키는 상태라는 점이 문제다.

각각의 항목이 조금씩 나쁜 A 씨의 경우 내장 지방만 줄이면 모든 수치가 개선될 것이다. 그래서 체중이 늘기 시작한 무렵의 식생활이나 신체 활동 등을 되짚어보는 것이 가장 중요하다. 체중을 늘리는 원인이 된 생활 습관은 사람마다 다르기에 이를 개선할 수 있게 가장 적절한 조언을 할 수 있는 것은 자기 자신이다.

내장 지방을 줄이기 위해서는 식사를 통해 섭취한 에너지가 신체 활동을 통해 소비되는 에너지보다 많지 않도록 하는 것이 기본이다. 신체 활동량을 늘리면 식사량을 줄일 필요는 없다. 단기간에 식사 제한을 하여 살을 빼면 몸은 원래대로 돌아가려 하기에 식욕도 강해져 다이어트 할 때 스트레스가 되기도 한다. 이렇게 단기간에 살을 빼는 것은 스트

레스가 크고 요요가 오기도 쉬워 '백해무익'하다

다이어트는 조급해하지 않는 것이 중요하다. 일본비만학회가 내놓은 감량 목표 기준은 '6개월 동안 체중의 3% 감량'이다(저자는 일본비만학회의 이사를 맡고 있다). 예를 들어 체중이 80kg인 사람은 자신의 체중의 3%인 2.4kg을 6개월 동안 빼는 것이니 얼마나 천천히 감량하는 것이 좋은지 감이 올 것이다. 물론 눈에 보이는 효과가 없으면 동기 부여가 되지 않을 것이다. 동기 부여를 하고 싶다면 한 달에 1kg씩 석 달 동안 3kg 정도 감량하는 것도 좋다.

먼저 매일 체중을 잰다. 특히 자기 전과 일어나자마자 화장실 갔다 와서 체중을 재고 꼭 기록하자. 밤과 아침의 체중의 차이가 크다면 대사량이 늘어 자는 동안 소비하고 있다는 증거다. 게다가 지난밤보다 아침에 일어났을 때 체중이 줄어 있으면 이 상태를 유지하고 싶은 마음이 든다는 점에서도 추천한다.

감량을 위해는 당질과 지질의 섭취량을 조절하는 등 식사 내용을 바꾸면 빠른 효과를 기대할 수 있고, 여기에 평소보다 하루에 이천 보를 더 걷는 등 운동을 추가하면 좋다. 식사는 너무 무리하지 말고 '아무 생각 없이 해온 습관을 조금 바꾼다'는 정도가 꾸준히 지속할 수 있는 비결이다. 예를 들어 평소 빵에 버터나 잼을 발라 먹었다면 이를 치즈와 햄으로 바꾸는 것도 좋고, 당분이 함유된 페트병에 든 커피나 에너지 음료를 차나 물로 바꾸고, 목욕 후 마시던 맥주를 탄산수로 바꾸는 것도 좋다. 속이 출출할 때 장을 보러 가면 쓸데없는 것을 사게 되니 필요한 것이 없을 때는 괜히 편의점이나 슈퍼에는 가지 않기로 정해두는 것도 효과적이다.

그리고 아무리 체중이 줄어도 내장 지방이 쌓인 상태면 보이지 않는 곳에서 혈관 장애가 진행되고 있을 가능성이 있으니 방심은 금물이다. 적어도 허리둘레가 대사증후군의 기준인 85㎝ 미만(여성은 90㎝ 미만)이 될 때까지는 긴장을 풀지 말아야 한다. 우리는 운동선수가 아니기 때문에 운동선수들처럼 '시합까지 집중 감량'하는 식이 아니라 스스로 지속할 수 있는 감량법을 찾는 것이 중요하다.

이 케이스에서 알 수 있는 것

- '약간 높음'이 여러 개 있으면 생명을 위협할 가능성도 있는 것이 바로 '대사증후군'의 무서운 점.
- 감량을 해도 내장 지방이 많으면 혈관 장애를 일으키는 위험인자가 전부는 좋아지지 않는다.
- 단기간에 감량하면 요요현상이 와서 수치가 이전보다 더 나빠질 수 있다.

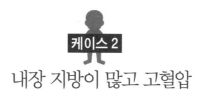

케이스 2
내장 지방이 많고 고혈압

먼저 해야 할 것은 체중 감량? 염분 감량?

B 씨는 배가 조금 나왔지만 40대 중반까지 별문제가 없는 상태였다. 44세에 체중은 74kg, BMI는 23이었다. 허리둘레는 86cm로 대사증후군의 기준인 85cm를 조금 넘는 수준이었지만 거의 표준적인 체중으로 비만은 아니었다. 이 무렵에는 혈압과 혈당치를 나타내는 당화혈색소, 간 기능 지표인 AST 및 ALT, γ-GTP 모두 참고치 이내였다.

그런데 점차 배가 나오면서 혈압이 오르기 시작했다. 46세가 됐을 때는 체중은 그대로였지만 허리둘레가 91cm까지 늘었다. 체중은 그대로인데 허리둘레만 5cm나 늘었다는 것은 그만큼 내장 지방이 늘고 근육은 줄었다는 의미다.

허리둘레가 늘면서
다양한 수치가 악화

세목 \ 나이	44세	46세	47세	48세
체중(kg)	74	74	74	74
허리둘레(cm)	86	91	92	92
최고 혈압(mmHg)	117	132	137	148
최저 혈압(mmHg)	76	86	89	88
당화혈색소(%)	5.5	5.7	5.9	5.9
AST(U/L)	21	29	34	35
ALT(U/L)	24	33	37	40
ɣ-GTP(U/L)	46	58	55	64

※ 높은 편　　■ 참고치 초과

당시 혈압은 최고 혈압 132mmHg, 최저 혈압 86mmHg로 '고혈압 전 단계'였다. 당화혈색소와 ALT, ɣ-GTP는 모두 참고치를 초과했다.

47세 때는 체중과 허리둘레는 전년과 비교해 크게 달라지지 않았지만, 혈압, 당화혈색소, AST, ALT, ɣ-GTP 수치가 조금씩 나빠지고 있었다. 48세가 됐을 때도 체중은 74kg, 허리둘레 9cm로 전년과 거의 비슷했다. 그런데 혈압은 최고 혈압이 148mmHg, 최저 혈압 88mmHg로 '고혈압'으로 진단될 수준까지 올랐다. 당화혈색소는 이전과 비슷한 수준이었지만, 간 기능 수치도 조금씩 올랐다.

'고혈압'의 세 가지 유형

B 씨는 44세까지는 혈압과 당화혈색소, 간 기능 수치에 아무런 문제도 없었다. 그러나 46세 때 내장 지방이 늘어 허리둘레가 90㎝를 넘어서자 혈압과 당화혈색소가 오르기 시작했고 지방간도 악화하기 시작했다. 즉, 내장 지방의 축적이 혈압 등이 수치 악화의 원인이 된 것은 분명하다.

일반적으로 내장 지방을 줄이려면 '체중 감량'이 필요하고, 고혈압을 개선하려면 '염분 감량'이 필요하다. B 씨처럼 내장 지방이 많고 고혈압인 사람이 두 가지를 동시에 철저히 실천하는 것은 생각처럼 쉽지 않을 것이다. 그럼 이럴 경우, '체중 감량'과 '염분 감량' 중 어느 쪽을 우선하는 것이 좋을까?

혈압이 높을 때는 '염분을 줄이는 것'이 필수지만, 사실 그것만으로 혈압이 반드시 내려간다고는 장담하기 어렵다. 2장의 72쪽에서도 설명했듯이 혈압이 오르는 원인은 크게 세 가지고, 원인에 따라 염분 감량만으로는 효과를 기대하기 어려운 경우도 있다. 이러한 이유로 무엇보다 자신의 고혈압 유형부터 아는 것이 중요하다.

염분 섭취를 줄이면 강압 효과가 잘 나타나는 것은 75쪽에서도 해설한 바와 같이 '순환 혈액량이 늘어나는 유형'일 경우다. 혈관이라는 호스의 굵기와 길이는 그대로인데 흐르는 혈액의 양이 많아지면 호스에 가해지는 압력이 높아질 수밖에 없다.

그리고 혈액량이 늘어나는 원인은 '염분의 과다 섭취', 그리고 B 씨처럼 '내장 지방의 축적'이다. 몸은 항상 혈중 나트륨 농도를 일정하게 유지하려고 한다. 그래서 염분을 과다 섭취하면 나트륨 농도를 낮추기 위해 다른 세포에서 수분을 끌어와 혈액의 양을 늘린다. 식염을 2g 섭취하면 혈중 나트륨 농도를 원래대로 돌리기 위해 약 2ℓ의 수분이 필요해진다고 한다. 즉, 여분의 나트륨이 배출될 때까지 혈액량이 늘어나는 것이다.

이처럼 혈액량이 늘면 심장에서 강한 압력으로 혈액을 뿜어내야 해서 혈압이 오른다. 반대로 염분 섭취량을 줄이면 불필요한 수분은 신장을 통해 배출되기 때문에 순환 혈액량이 줄어 혈압이 내려가는 것이다.

내장 지방이 늘면 왜 혈압이 오를까?

한편 내장 지방이 늘면 혈압이 오르는 배경 중 하나는 '인슐린 저항성'이다. 살이 찌면서 커진 내장 지방은 나쁜 생리 활성 물질을 분비한다. 그중 하나인 TNF-α는 혈당치를 낮추는 인슐린의 기능을 떨어뜨리는 작용을 한다. 이를 '인슐린 저항성이 강해진다'고 한다. 인슐린이 제대로 기능하지 못하게 되면 혈당치를 낮추기 위해 인슐린이 추가로 분비되어 고인슐린 혈증이 생긴다.

그럼 신장에서는 사구체에서 일단 배출된 나트륨(염분)을 요세관(尿細管)*에서 다시 흡수하는 메커니즘이 작동한다. 이렇게 되면 염분을 과다 섭취했을 때와 마찬가지로 혈중 나트륨 농도가 올라가기 때문에 이를 낮추기 위해 혈액량이 많아지면서 혈압이 오르는 것이다.

내장 지방이 많고 고혈압인 사람은 '체중 감량'부터

그럼 B 씨처럼 내장 지방이 많은 경우 염분 감량과 체중 감량 중 어느 쪽을 우선하는 것이 좋을까? 가장 시급한 것은 체중 감량, 즉 내장 지방을 줄이는 것이다. 내장 지방이 많으면 소변으로 버려지는 나트륨이 요세관에서 재흡수되기 때문에 염분 섭취를 줄여도 효율이 떨어지기 때문이다.

게다가 감량을 위해 먹는 양을 줄이면 자연스레 염분 섭취량도 줄어든다. 라면이나 볶음밥, 덮밥류, 비빔밥 등은 밥과 면에 기름과 조미료가 들어가 염분이 많고 고칼로리인 음식이 되기 쉽다. 대사증후군인 사람들은 이런 음식을 좋아하는 경향이 있는데, 이런 음식을 먹는 횟수를 줄이기만 해도 체중 감량 효과와 염분 감량 효과 모두를 기대할 수 있

* 혈액 속에 있는 노폐물을 오줌으로 걸러 내는 콩팥 속의 가는 관

다. 내장 지방이 줄면 인슐린의 기능이 좋아져 나트륨의 배출도 촉진된다. 요요현상 예방을 위해 한 달에 1kg 정도씩 '체중의 3% 감량'을 목표로 내장 지방을 줄여보자.

염분은 한 끼에 2g 이하로, 칼슘은 적극적으로 보충을

염분 섭취량을 줄이는 비결은 먹는 양을 줄이는 것 외에도 있다. 식품에 함유된 염분은 조리법에 따라 차이가 크다. 건어물처럼 수분이 빠진 것은 아무래도 염분 함량이 높으니 고혈압인 사람은 건어물은 가능한 한 피하는 게 좋다. 한편 연어나 고등어 통조림은 염분이 높을 것 같지만 맛이 제대로 배어 있는 것에 비하면 염분이 적은 경우가 많으니 잘 활용하면 좋다.

가공식품을 구매할 때는 '식염 함유량'을 꼭 확인하자. 앞서 설명했듯이 혈압이 오르는 것을 막기 위해서는 하루 6g, 한 끼 2g 이하를 목표로 해야 한다. 덮밥의 경우는 한 그릇에 염분이 5~6g 정도 들어 있는 경우가 많다. 다 먹고 나서 갈증이 나는 것은 혈중 염분 농도가 올라갔다는 증거다. 가능한 한 덮밥류와 비빔밥은 피하고 정식 등을 선택하는 것이 좋다. 컵라면도 하나에 5~6g 정도 염분이 들어 있으니 국물을 남긴다고 해도 그 절반 이상의 염분을 섭취하게 된다. 아침에 많이 먹는 식빵도 주의해야 한다. 6장들이 식빵 1장에 염분이 1g 가까이 들어 있으니 2장 먹으면 2g 가까이 섭취하게 된다. 염분은 항상 너무 많이 섭취하지 않도록 주의를 기울여야 한다.

신장 기능이 떨어지지 않았다면 칼슘을 섭취하는 것도 효과적이다. 칼슘에는 나트륨을 배출하는 작용이 있기 때문이다. 과일이나 생채소에 많이 함유돼 있으니 더운 계절에는 섭취하기 좋은 영양소다. 단, 칼슘은 물에 녹는 성질이 있어 채소를 데치면 씻겨 나갈 수 있으니 주의해야 한다.

신선한 채소를 먹기 어려울 때는 토마토 주스 등으로 칼슘을 보충하는 것도 좋다. 과일 주스에도 칼슘은 함유되어 있지만 과당이 많아 주의하자. 과당은 체내에서 바로 중성 지방으로 바뀌어 내장 지방을 늘린다.

B 씨의 경우 당화혈색소와 간 기능 수치는 극단적으로 높지는 않다. 그러나 이대로 아무런 대책도 세우지 않고 방치하면 혈압과 함께 당화혈색소도 찔끔찔끔 계속 오르다가 50대 후반에는 심전도에도 이상 소견이 나타날(심근경색이나 협심증이 의심되는 상태가 될) 가능성도 부정할 수 없다. 이렇게 되지 않도록 하기 위해서라도 지금 단계에서 적절한 대책을 세워야 한다.

이 케이스에서 알 수 있는 것

- 내장 지방이 축적되어 허리둘레가 늘어나면 혈압은 오른다.
- 혈압을 잘 낮추려면 자신의 '고혈압 유형'을 알아야 한다.
- 내장 지방이 증가하면서 혈압이 높아지기 시작한 유형은 '염분 감량'이 효과적이다.
- 내장 지방이 많고 고혈압인 사람은 내장 지방을 줄이는 노력을 하면 염분 감량도 가능해진다.

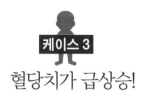

혈당치가 급상승!

되돌릴 수 있는 순간은?

54세 남성 C 씨는 원래 살이 잘 찌는 체질이다. 1년 전에는 체중 84kg, 허리둘레 93㎝로 이미 대사증후군의 참고치를 넘어섰다. 그리고 올해 특정 검진(대사증후군 검진)에서는 체중 89.5kg, 허리둘레 98cm로 더 늘었다. 게다가 당화혈색소가 6.6%, 공복 시 혈당치가 122mg/dL로 당뇨병 직전 단계까지 갔다. 요산치도 참고치의 상한에 가까운 6.9mg/dL에 달했다. 대사증후군 상태에서 내장 지방이 늘면 요산 생성이 촉진되고 동시에 요산의 배설은 저하되기에 일반적으로 요산치는 오른다. 지방간도 진행돼 ALT 및 AST도 상승했다.

☑ C 씨의 건강검진 결과

세목 \ 나이	53세	54세 (허리둘레 증가와 함께 혈당치 상승)
체중(kg)	84	89.5
허리둘레(cm)	93	98
당화혈색소(%)	6.1	6.6
공복 시 혈당치(mg/dL)	112	122
요산치(mg/dL)	5.6	6.9
AST(U/L)	22	27
ALT(U/L)	30	35

■ 높은 편 　■ 참고치 초과

내장 지방이 늘면 인슐린이 제 기능을 못 한다

C 씨는 1년 동안 체중은 5.5kg, 허리둘레는 5cm 늘면서 당화혈색소
와 공복 시 혈당치가 상승했다. 즉, 내장 지방이 늘면서 당 대사가 나빠
진 것이다. 췌장의 β세포에서 분비되는 인슐린은 '혈당치를 낮추는 호
르몬'으로만 아는 경우가 많은데, 실은 뇌에 필요한 포도당을 유지하기
위해 '혈당을 조절하기 위한 호르몬'이다.

식사를 하지 않아 혈당이 내려가는 취침 시간일 때는 간에 저장해둔 포도당 덩어리(글리코젠)를 분해해 혈액 속으로 방출함으로써 혈당치를 일정하게 유지하는 것도 인슐린이 하는 일이다. 이 때문에 식사를 하지 않는 시간대도 포함해 인슐린은 종일 일정량이 분비되고 있다. 이를 '기초 분비'라고 한다. 한편 식사로 혈당치가 올랐을 때는 인슐린이 대량으로 분비돼 여분의 당을 간이나 지방 세포 등에 저장하도록 작용해 혈당치를 낮춘다. 이때 인슐린이 분비되는 것을 '추가 분비'라고 한다.

대량으로 분비된 인슐린은 혈중 당을 중성 지방으로 변환해 지방 세포에 저장한다. C 씨가 5kg이나 살이 쪘다는 것은 인슐린이 충분히 분비되었다는 의미다. 그런데 대사증후군 때문에 내장 지방이 늘면 지방 세포에서 분비되는 TNF-α 등 나쁜 생리 활성 물질로 인해 인슐린의 기능이 저하된다. 그럼 인슐린이 충분히 분비되어도 제 기능을 못 하기에 몸은 혈당치를 낮추기 위해 인슐린을 추가로 분비하라는 명령을 내린다. 혈중 인슐린 농도는 오르고 당은 점점 지방 세포에 저장되어 내장 지방이 더 축적되는 악순환에 빠진다. 이런 상황이 장기간에 걸쳐 반복되면 어느새 인슐린을 분비하는 췌장의 β세포가 약해져 인슐린을 분비하는 타이밍이 늦어질 뿐 아니라 분비량도 줄기 시작한다.

지금도 늦지 않았다

당뇨병에는 세 단계가 있다.

【1단계】 식후 인슐린의 추가 분비 타이밍이 늦다 → 혈당치가 높은 시간이 늘면서 당화혈색소 수치가 상승한다

【2단계】 인슐린의 분비가 늦어지는 데다 분비되는 양도 줄기 시작한다 → 당화혈색소뿐 아니라 공복 시 혈당치도 상승하기 시작한다

【3단계】 췌장의 β세포가 약해져 인슐린을 분비할 수 없게 된다 → 혈당치가 내려가지 않고 항상 높다

1단계는 식후 추가 분비 때 인슐린이 분비되는 타이밍이 늦어지는 단계다. 인슐린 저항성이 있어 인슐린이 제 기능을 하지 못하는 경우나 과식으로 혈당이 올랐을 때, 또는 운동 부족으로 당이 연료로 쓰이지 못해 혈액 속에 남아 있을 때는 인슐린이 추가로 필요해진다. 이런 생활이 길어지면 식후 인슐린 분비가 필요한 만큼 되지 않아 식후에 혈당이 상승해도 바로 인슐린이 분비되지 않는 '분비 지연' 상태가 된다. 이를 '식후 고혈당'이라고 한다.

인슐린 분비가 늦어지면 혈당치가 높은 시간이 늘고 그사이 당은 혈액 속을 흐르는 물질에 붙게 되는데, 그중 하나가 적혈구 속 헤모글로빈이다. 이를 이용해 측정하는 것이 바로 당화혈색소로, 혈중 헤모글로빈에 당이 붙어 있는 비율을 백분율로 나타낸다. 식후 고혈당이 계속되면 당화혈색소부터 오르기 시작한다. 이것이 1단계다.

2단계는 인슐린의 분비가 늦어질 뿐 아니라 분비되는 양도 줄기 시작하는 단계다. 대사증후군이나 운동 부족으로 인해 인슐린 저항성이 높아진 데다, 평소에 많이 먹으면 췌장의 β세포가 점점 약해져 인슐린을 분비하는 힘이 더 약해지기 시작한다. 그럼 식후에 늦게라도 분비됐던 인슐린조차 분비할 수 없게 되어 인슐린의 분비량이 줄어드는 단계로 이행한다. 이 상태가 되면 당화혈색소 수치뿐 아니라 공복 시 혈당치도 조금씩 상승하기 시작한다. 필요한 만큼의 인슐린을 분비할 수 없게 되기에 시간이 지나도 혈당치가 충분히 내려가지 않는다.

여기서 더 진행된 단계인 3단계는 췌장의 β세포에서 인슐린을 분비할 수 없게 되는 단계다. 이 단계가 되면 고혈당 상태가 계속된다. 이 단계까지 오면 당뇨병으로, 주사로 인슐린을 투여하지 않으면 혈당 조절이 불가능하다.

초기 대사증후군은 일반적으로 인슐린의 추가 분비는 늦지만, 기초 분비에는 문제가 없다(1단계). 앞서 언급했든 살이 쪘다는 것은 인슐린이 분비되고 있다는 증거다. 식후에 혈당치가 상승해도 천천히 분비되는 인슐린 덕분에 시간만 지나면 혈당은 처리되기에 공복 시 혈당치는 오르지 않는다.

이 단계에서는 인슐린 분비가 한꺼번에 많이 필요한 식생활(예를 들어 디저트나 알코올 등)을 자제하고 근육을 자주 움직이거나 내장 지방을 줄여 인슐린 저항성을 개선하면 췌장 β세포의 부담을 줄일 수 있다. 그러다 당화혈색소 수치뿐 아니라 공복 시 혈당치까지 오르면 2단계 초입에 와 있는 것인데, C 씨가 바로 이 상태였다.

공복 시 혈당치까지 오른다는 것은 식후 10시간이 지나도 포도당이 혈액에 많이 남아 있다는 의미다. 즉, '10시간이 지나도 포도당을 처리할 수 없을 만큼 인슐린이 부족한 상태'다. 인슐린의 반응이 늦어진 데다 분비량까지 저하됐을 것이다. 이 상태가 바로 당뇨병으로 발전할지, 원래대로 돌아갈 수 있을지의 기로에 선 매우 중요한 단계다.

이 단계에 있는 사람은 간에 부담을 주지 않는 것이 가장 중요하다. C 씨의 몸은 필요한 양만큼 인슐린이 분비되고 있지만 제대로 기능하지 못하는 이른바 인슐린 저항성 상태이기 때문에 췌장에 '더 분비하라'라고 명령을 내리고 있다. 따라서 C 씨는 인슐린 저항성을 개선하는 것이 가장 중요한데 이를 위해서는 먼저 내장 지방을 줄여야 한다. 인슐린이 제대로 기능하게 돼야 췌장의 β세포는 비로소 편해질 수 있다.

의외로 당질이 많은 캔 추하이*

이야기를 들어 보니 C 씨의 식생활에서 문제가 된 것은 '캔 추하이'였다. 코로나의 유행 기간, 밖에 나갈 기회가 줄어 신체 활동량은 줄고 집에서 캔 추하이를 마시는 일이 이전보다 늘었다고 한다. 캔 추하이에는 '과당 포도당 액당'이 들어 있는 경우가 많은데, 제품에 따라 차이는 있겠지만, 350㎖ 캔에 당질이 대략 10g 정도 들어 있다. 매일 밤 두 캔씩 마시면 당질은 20g, 스틱 설탕 7봉 분량을 섭취한 것이 된다. 게다가 캔 추하이에는 탄산이 들어 있어 흡수가 잘 되기 때문에 혈당치가 더 잘 오르는 특징이 있다.

과당은 요산치를 올리는 작용도 한다. 실제로 C 씨는 요산치도 참고치의 상한(7.0㎎/dL) 가까이 올랐다. 요산 때문에 맥주의 퓨린체를 걱정하는 사람들이 많은데, 추하이에 함유된 과당도 주의해야 한다. 맥주, 사케, 와인 등 양조주**에는 모두 당질이 들어 있다. 상대적으로 저렴한 발포주***는 맥주보다 당질이 많은 경우도 있으니 주의하자. 당질을 과다 섭취하지 않기 위해 달지 않은 증류주****하이볼 등을 마시는 것도 좋다.

* 일본식 탄산소주
** 원료를 그대로 또는 당화한 후 발효시켜서 만든 술
*** 맥주의 주원료인 맥아(麥芽)의 함량 비율이 10% 미만인 술
**** 일단 만든 술을 다시 증류하여 알코올 성분을 많이 함유하게 한 술

- 내장 지방이 늘면 인슐린의 기능이 떨어지고 이를 방치하면 당뇨병으로 발전할 수 있다.
- 공복 시 혈당치와 당화혈색소 수치 모두 오르기 시작했다면 당뇨병에 이르는 3단계 중 2단계에 해당한다.
- 2단계는 당뇨병으로 발전할지, 원래대로 돌아갈 수 있을지의 기로에 선 단계. 인슐린 저항성을 개선하기 위해 내장 지방을 줄이는 것이 중요하다.

보통 체격에 LDL 콜레스테롤이 높은 50대 여성

56세 여성 D 씨는 당화혈색소가 조금 높은 것을 제외하면 지금까지 특정 검진에서 걸리는 항목은 없었다. 당화혈색소는 2년 전 6.2%였고 올해는 6.4%로 오른 것은 맞지만, 공복 시 혈당치는 96mg/dL로 당뇨병이 의심되지는 않았다. 체질량지수인 BMI는 20.7이고 중성 지방, HDL 콜레스테롤, 혈압은 모두 정상으로 2년 전과 거의 비슷했다. ALT나 γ-GTP 등 간 기능 수치에도 이상 소견이 발견되지 않았다.

유일하게 달라진 것은 나쁜 콜레스테롤인 LDL 콜레스테롤로, 2년 전에는 112mg/dL였던 것이 올해는 136mg/dL로 크게 상승했다. 담배는 피우지 않고 음주는 하루에 1홉(180㎖) 미만으로 생활 습관에 문제는 없어 보였다.

세목 \ 나이	54세	56세
	LDL 콜레스테롤이 급상승	
BMI	20.6	20.7
당화혈색소(%)	6.2	6.4
공복 시 혈당치(mg/dL)	88	96
중성지방	75	88
HDL 콜레스테롤(mg/dL)	50	59
LDL 콜레스테롤(mg/dL)	112	136
최고 혈압(mmHg)	110	107
최저 혈압(mmHg)	75	73

▪ 높은 편

LDL 콜레스테롤 수치만 오른 원인은?

LDL 콜레스테롤은 건강검진에서 많은 사람이 문제가 되는 항목 중 하나다. 고 LDL 콜레스테롤 혈증 진단 기준은 140mg/dL 이상인데, D 씨는 그 정도는 아니지만, 콜레스테롤의 조절 목표치인 120mg/dL는 넘었다. D 씨는 일주일에 이틀 이상 헬스장에 가서 운동도 규칙적으로 하고 있다고 한다. BMI도 20.7로 표준인 22보다 낮아 비만도 아니다. 이런 체격에 당화혈색소가 높다는 것은 식후 혈당치가 올랐을 때 이를 처리하는 인슐린이 바로 분비되지 않는 체질일 가능성이 있다. D 씨는 인슐린이 시간을 들여 천천히 분비되면서 혈당치가 내려가기 때문에 10시간 이상 후에 측정한 공복 시 혈당치는 참고치 내다.

아무리 그래도 D 씨는 비만도 아니고 규칙적으로 운동도 하고 있는데, LDL 콜레스테롤 수치가 오른 이유는 대체 뭘까? 여기서 먼저 알아 둬야 할 것은 '운동 습관 및 비만과 LDL 콜레스테롤 수치는 직접적인 관련은 없다'는 것이다. LDL 콜레스테롤은 포도당과 중성 지방 등을 재료로 간에서 합성되기 때문에 운동하면 근육에서 포도당과 중성 지방이 소비되어 결과적으로 LDL 콜레스테롤 수치를 내리는 간접적인 효과는 있다. 그러나 애초에 콜레스테롤은 에너지원으로 쓰이는 것은 아니기 때문에 운동한다고 해서 LDL 콜레스테롤 수치가 낮아진다고는 할 수 없다.

내장 지방과 LDL 콜레스테롤도 직접적인 관련은 없다. 내장 지방이 늘면 지방 세포에서 분비되는 생리 활성 물질의 작용 등으로 혈당과 중성 지방은 늘지만, LDL 콜레스테롤과 관련된 작용은 없다. 그리고 내장 지방이 늘어나는 것과 LDL 콜레스테롤 수치가 상승하는 것은 서로 다른 메커니즘이기 때문에 말랐어도 LDL 콜레스테롤 수치가 높은 사람이 드물지 않다.

대사증후군이면서 LDL 콜레스테롤 수치가 높은 사람은 많지만, 대사증후군 때문에 LDL 콜레스테롤 수치가 오르는 것은 아니다. 따라서 비만이 아니고 운동도 하고 있는 D 씨 같은 사람들이 LDL 콜레스테롤 수치가 오르는 것은 그리 드문 일은 아니다. 단, D 씨의 경우 주목해야 할 것은 '50대 중반부터 갑자기 LDL 콜레스테롤 수치만 상승하기 시작했다'는 점이다. D 씨는 나이로 볼 때 난소 기능이 떨어져 에스트로젠(여성 호르몬)의 분비량이 줄기 시작한 영향이 클 것으로 보인다.

콜레스테롤은 안 좋은 것이라는 이미지가 강하지만, 실은 다양한 호르몬과 우리 몸 세포막의 재료 등으로 쓰이는, 생존에 꼭 필요한 존재다. 그러나 폐경으로 인해 에스트로젠의 분비량이 감소하면 그 재료인 콜레스테롤이 이전만큼은 필요 없어지기 때문에 혈액 속에 남아 LDL 콜레스테롤 수치가 상승하는 것이다.

그리고 나이가 들면서 일부 세포에서는 재생 주기가 늦어진다. 예를 들어 아이의 피부는 촉촉하고 탄력이 있어 윤기가 흐른다. 이는 피부 세포의 재생 속도가 빠르기 때문이다. 이는 끊임없이 새로운 세포막을 만들어야 하니 재료가 되는 콜레스테롤이 계속 쓰인다는 이야기도 된다. 이에 반해 나이가 들면서 세포의 재생 속도가 떨어지면 세포막을 만드는 재료도 남아돌게 되고 그 결과 콜레스테롤이 남아 LDL 콜레스테롤 수치가 상승하게 되는 것이다.

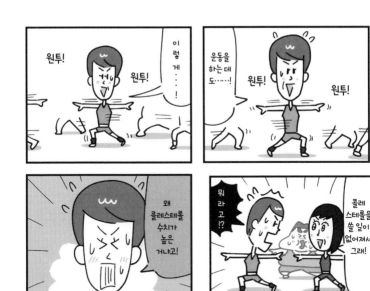

계란과 작은 생선 등 고콜레스테롤 식품의 과다 섭취에 주의하자

그럼 D 씨는 어떤 대책을 세워야 할까? 콜레스테롤이 쓰일 일은 줄었는데 지금까지의 생활을 그대로 유지한다면 LDL 콜레스테롤 수치는 계속 오를 것이다. 그러니 폐경 후 LDL 콜레스테롤 수치가 올랐다면 거기에 맞춰 식생활을 바꿔야 한다. 즉, 콜레스테롤이 많은 음식을 너무 많이 먹지 않도록 해야 한다.

몸에 필요한 콜레스테롤의 3분의 2는 간에서 합성된다. 그렇다 보니

'식사를 통해 조금 많이 섭취해도 몸이 알아서 체내 합성량을 줄여 어느 정도는 조절해주기 때문에 그렇게 예민하게 생각하지 않아도 된다'는 말도 있지만, 그것은 어디까지나 LDL 콜레스테롤 수치가 높지 않은 건강한 사람들 이야기다. <동맥경화성 질환 예방 가이드라인 2022년판>에서는 고 LDL 콜레스테롤 혈증인 사람은 하루 콜레스테롤 섭취량을 200㎎ 미만으로 할 것을 권장하고 있다.

콜레스테롤이 많은 식품 하면 제일 먼저 떠오르는 것은 명란이나 청어알 등 생선알, 생선의 이리나 간 등이다. 그중에서도 콜레스테롤이 가장 많은 것은 계란이다. <일본 식품 표준 성분표 2020년판(제8개정)>에 따르면 계란(50g) 한 개에 185mg이나 함유되어 있어 계란 하나만 먹어도 200mg 가까이 섭취하게 된다.

계란은 여성들이 좋아하는 디저트류에도 많이 들어가기 때문에 의식하지 않으면 어느새 과다 섭취하게 된다. 나도 디저트를 좋아하기 때문에 슈크림처럼 계란이 풍부하게 들어가는 식품을 먹을 가능성을 고려해 아침에는 가능한 한 계란을 먹지 않도록 하고 있다. 계란은 체내에서 만들 수 없는 필수 아미노산도 섭취할 수 있기 때문에 하루 하나는 먹는 것이 좋다. LDL 콜레스테롤 수치가 높은 사람도 하루에 한 개까지는 먹을 것을 권한다.

잔멸치나 치어 등 작은 생선도 의외로 콜레스테롤이 많으니 주의해야 한다. "콜레스테롤이 많은 음식은 피하고 있습니다"라고 말하는 사람들의 이야기를 잘 들어 보면 작은 생선은 습관적으로 먹는 경우가 종종 있다. 특히 D 씨와 같은 연령대의 여성들은 골다공증을 걱정해 칼슘 섭취를 위해 밥 위에 잔멸치를 잔뜩 얹어 먹는 사람도 많다. 그런데 작은 생선을 그 정도로 많이 먹지 않아도 하루에 녹황색 채소 120g 이상, 여기에 담색 채소*도 포함해 총 350g 이상 채소를 먹으면 필요한 칼슘은 섭취할 수 있다.

콜레스테롤 외에 동물성 지방에 함유된 포화지방산도 LDL 콜레스테롤 수치를 올리는 것으로 알려져 있다. 특히 우유, 버터, 치즈, 요거트 등 유제품은 주의해야 한다. 하루에 꼭 섭취해야 하는 유제품은 우유 200㎖이다. 우유를 200㎖ 마시면 그날은 치즈나 요거트는 자제하고, 치즈나 요거트를 먹고 싶을 때는 우유의 양을 줄이는 것이 좋다. 우유를 마시지 않을 때는 하루에 6조각들이 프로세스치즈**한 조각이 기준이다.

저지방 우유나 무지방 우유는 일반 우유에 비해 포화지방산이 적기 때문에 우유 대신 마시는 것도 한 방법이다. 단, 가공 우유는 우유 본연의 영양 성분을 가공한 것이기 때문에, 개인적으로는 일반 우유를 마시고 다른 포화지방산이나 콜레스테롤의 과다 섭취에 주의하는 것이 좋다고 생각한다. 물론 당질이나 중성 지방도 과다 섭취하는 것은 좋지 않

* 백색 또는 옅은 녹색의 채소로, 오이나 가지처럼 겉은 색이 짙어도 안은 색이 옅은 채소도 포함하여 이르는 말
** 종류가 다르거나 숙성기간이 서로 다른 치즈를 혼합해 만든 가공치즈

다. 콜레스테롤은 섭취하지 않아도 당질이나 중성 지방을 많이 섭취하면 간에서 합성되기 때문이다.

LDL 콜레스테롤 수치를 낮추기 위해서는 식이섬유도 필요하다. 콜레스테롤은 각종 호르몬이나 세포막의 재료가 되는 것 외에도 담즙산이라는 소화액이 되어 소장으로 분비된다. 담즙산에는 지방을 분해하고 장관 내 소화 흡수를 촉진하는 작용이 있는데, 분비된 담즙산을 방치하면 장에서 재흡수되어 간에서 콜레스테롤을 재합성하는 재료가 된다. 그런데 식이섬유가 많은 음식을 먹으면 담즙산이 이 식이섬유에 들러붙어 대변으로 배설된다. 즉, 식이섬유가 많은 식사를 하면 담즙산의 재흡수가 억제돼 LDL 콜레스테롤을 낮추는 효과가 있다.

생활을 개선해도 수치가 내려가지 않을 때는 진찰을 받자

나이가 들면서 호르몬 분비량이 이전보다 줄거나 대사가 떨어져 세포막의 재생 사이클(세포 주기)이 늦어지면 생활 습관을 바꾸는 정도로는 이전의 LDL 콜레스테롤 수치로는 쉽게 돌아가지 않는 경우도 많다. 갱년기 장애 치료에 쓰이는 호르몬 보충 요법으로 LDL 콜레스테롤 수치가 개선됐다는 연구 보고도 있지만, 그것만으로도 충분히 수치가 떨어지지 않는 경우도 적지 않다.

LDL 콜레스테롤 수치가 140㎎/dL를 넘고 식사에 신경을 써도 내려가지 않을 때는 동맥경화를 막기 위해서라도 의료기관에서 진찰받고 주치의와 상담 후 약의 도움을 받아야 한다. 고 LDL 콜레스테롤 혈중치료제로 일반적으로는 간에서 콜레스테롤이 합성되는 것을 억제하는 스타틴 제제가 많이 쓰이지만, 이 밖에도 장내에서 담즙산의 배출을 촉진하는 약과 재흡수를 억제하는 약도 있다.

"약은 먹고 싶지 않다"며 의료기관에서 약을 처방받기를 꺼리는 사람들도 있지만, 진찰받는다고 해서 꼭 약을 먹어야 하는 것은 아니다. 수치에 따라서도 다르지만 가능한 한 약은 먹고 싶지 않다면 "식사로 조금 더 조절해보고 싶다"고 의사에게 말하면 된다.

약을 처방받지 않더라도 의료기관을 찾는 가치는 있다. 자기의 지질 수치를 확인할 수 있는 기회가 늘기 때문이다. 건강검진은 1년에 한 번이지만 의료기관에서 진찰받으면 매달 꾸준히 자신의 LDL 콜레스테롤 수치를 확인하고 전문가의 조언도 들을 수 있다. 정기적으로 검사하면 생활 습관을 개선한 효과를 스스로 확인할 수 있다는 장점도 있다. 식사에 신경 쓰는 사이 LDL 콜레스테롤 수치가 내려갔을 가능성도 충분히 있다. LDL 콜레스테롤이 140㎎/dL가 넘었다면 약을 처방받기 위해서가 아니라 직접 자신의 데이터를 확인하기 위해서라도 꼭 의료기관의 문을 두드려 보기 바란다.

- 운동 습관 및 내장 지방의 양과 LDL 콜레스테롤 수치에는 직접적인 관련은 없다.
- 50대 여성이 갑자기 LDL 콜레스테롤 수치만 올랐다면 여성 호르몬의 분비량이 감소한 영향으로 볼 수 있다.
- 폐경 후 LDL 콜레스테롤 수치가 올랐다면 콜레스테롤이나 포화지방산이 많은 식품은 너무 많이 먹지 않도록 주의한다.
- LDL 콜레스테롤 수치를 낮추기 데는 식이섬유를 섭취하는 것이 도움이 된다.

LDL 콜레스테롤만
급상승한 남성, 그 원인은?

E 씨는 48세의 남성이다. BMI가 23이니 비만은 아니지만, 허리둘레가 89cm로 대사증후군의 참고치를 넘어섰다. 혈당치의 지표인 당화혈색소 및 좋은 HDL 콜레스테롤은 모두 문제가 없다. 중성 지방과 간 기능의 지표인 γ-GTP는 조금 높은 편이지만 정상 범위라고 해도 무방한 상태다. 이들 수치는 모두 3년 전부터 거의 변하지 않았다. 그런데 LDL 콜레스테롤 수치만 3년 동안 129mg/dL에서 167mg/dL로 40mg/dL 가까이나 올라 '고 LDL 콜레스테롤 혈증'으로 진단되는 수준이 되었다.

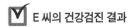

E 씨의 건강검진 결과

세목 \ 나이	45세	48세
BMI	22.7	23
허리둘레(cm)	88	89
당화혈색소(%)	5.3	5.4
중성지방(mg/dL)	155	162
LDL 콜레스테롤(mg/dL)	129	167
HDL 콜레스테롤(mg/dL)	56	59
AST(U/L)	21	22
ALT(U/L)	18	18
ɤ-GTP	47	52

남성이 LDL 콜레스테롤이 급상승한 원인은?

■ 높은 편   ■ 참고치 초과

LDL 콜레스테롤의 재료를 과다 섭취?

내장 지방과 LDL 콜레스테롤은 둘 다 기름이라는 점에서 관련이 있다고 생각하기 쉽다. 그래서 '비만이 아니면 LDL 콜레스테롤 수치는 낮을 것'이라고 안이하게 생각하는 사람도 적지 않다. 그러나 이 둘은 서로 다른 메커니즘으로 작동하는 별개의 것이다. 물론 대사증후군에 LDL 콜레스테롤도 높은 사람이 많지만, 내장 지방이 늘었다고 해서 LDL 콜레스테롤 수치가 오르는 것은 아니다.

이 때문에 대사증후군 진단 기준에 LDL 콜레스테롤은 들어가지 않는다. 그렇다고 가볍게 여기다가는 큰코다친다. 고혈압과 고혈당 등 복수의 요소가 겹쳐 발생하는 대사증후군과는 달리 LDL 콜레스테롤 수치가 참고치를 넘는 '고 LDL 콜레스테롤 혈증'은 이것 하나만으로도 동맥경화를 발생시키는 커다란 위험인자가 되기 때문이다.

혈관 벽에 생기는 죽종(粥腫, 혈관 내막에 크게 부풀어 오른 혹)은 산화되어 쓸모가 없어진 콜레스테롤을 이물질 청소부인 대식세포가 포식후 혈관 내막으로 숨어들어 생긴다. 이는 바꿔 말하면 여분의 LDL 콜레스테롤을 장기간 혈관 내에 방치하지 않으면 혹은 생기지 않는다는 것이다.

E 씨는 허리둘레와 체중은 3년 전과 비교해 거의 변함이 없고 비만도 아니었다. 허리둘레와 중성 지방은 조금 높은 편이지만 혈당치와 HDL 콜레스테롤은 나쁘지 않은 상태다. 허리둘레가 참고치(85cm)를 넘었기 때문에 내장 지방은 어느 정도 쌓여 있을 것으로 예상되는, 대사증후군 전 단계인 대사증후군 예비군 상태였다. 여기에 고 LDL 콜레스테롤 혈증이 더해져 혈관 장애를 일으키는 위험인자를 이중, 삼중으로 갖고 있었다.

앞서 케이스4에서 소개한 D 씨는 갱년기를 맞은 50대 여성이었다. 갱년기가 되면 에스트로젠(여성 호르몬)의 분비가 줄어 그 재료가 되는 콜레스테롤이 남는 데다, 나이가 들면서 세포의 신진대사가 나빠지는 것도 세포막의 재료가 되는 콜레스테롤이 남는 결과를 초래해 혈중 LDL 콜레스테롤 수치가 쉽게 오른다.

E 씨는 남성이기 때문에 어느 시기부터 성호르몬이 갑자기 줄어드는 일은 없다. 남성 호르몬인 테스토스테론(testosterone)도 중년 이후부터 나이가 들면서 감소하지만, 그 커브는 완만하다. 40대는 대사가 떨어지는 나이도 아니기에 콜레스테롤은 세포막이나 호르몬 재료로 변함없이 쓰이고 있을 것이다.

그런데도 LDL 콜레스테롤 수치가 높아졌다면 'LDL 콜레스테롤의 재료'를 많이 섭취하고 있을 가능성이 높을 것으로 예상된다. LDL 콜레스테롤의 재료가 되는 영양소란 콜레스테롤과 포화지방산이다. 식생활이 바뀌어 이전보다 이 두 가지 영양소의 섭취량이 늘어났을 수 있다. 명란, 청어알, 간 등 콜레스테롤을 많이 함유한 식품과 포화지방산이 많은 고기의 기름과 유제품을 과다 섭취하고 있을 가능성이 있다.

콜레스테롤은 70% 이상이 체내에서 합성되기 때문에 식사를 통해 섭취하는 콜레스테롤은 크게 신경 쓰지 않아도 된다고 하지만, 그건 어디까지나 고콜레스테롤혈증이 아닌 사람의 경우다. <동맥경화성 질환 예방 가이드라인 2022년판>에서는 LDL 콜레스테롤이 140㎎/dL 이상인 고 LDL 콜레스테롤 혈증 환자는 하루 콜레스테롤 섭취량을 200㎎ 미만으로 제한할 것을 권장하고 있다.

칼로리는 낮지만, 콜레스테롤이 높은 식품도 주의하자

LDL 콜레스테롤 수치가 오르는 것을 막으려면 포화지방산과 콜레스테롤이 많이 함유된 식품을 너무 많이 먹지 않도록 주의해야 한다. 이런 식품에 이미 신경을 쓰고 있는 사람도 많을 텐데, 놓치기 쉬운 것이 바로 몸에 좋을 것 같지만 의외로 포화지방산과 콜레스테롤이 많은 식품이다.

예를 들어 포화지방산이 많은 식품 중에서 최근 특히 주의해야 하는 것은 야자유와 팜유 등 식물성 기름이다. 팜유는 마가린이나 쇼트닝 외에도 감자칩이나 빵 등 가공식품, 편의점이나 외식 체인점 등에서 파는 프라이드치킨이나 크로켓, 도넛 등에 쓰이고 있어 먹을 기회가 늘었다. 야자유는 코코넛 오일이라고도 하는데 몸에 좋다고 소문이 나면서 인기를 끌고 있다. 그러나 100g 당 포화지방산은 팜유 47.1g, 야자유 84.0g로, 포화지방산이 많다고 알려진 라드(Lard)*나 우지(牛脂)**와 비교해도 많다. 아무리 몸에 좋은 식재료도 편식하면 과다 섭취하게 되는 성분이 꼭 있게 마련이다.

* 돼지의 비계를 식용으로 활용하기 위해 정제한 반고체 기름
** 소의 지육에서 얻는 지방

✓ 기름 100g 당 포화지방산량

기름의 종류	포화지방산량	기름의 종류	포화지방산량
팜유	47.1g	유채씨유	41.1g
우지	84.0g	라드	7.1g
야자유	39.3g	참기름	15.0g

기름 100g 당 포화지방산량

콜레스테롤이 많이 함유된 식품 중에서 특히 주의해야 할 것은 '계란'이다. 살을 빼기 위해 '계란 다이어트'를 하다 LDL 콜레스테롤 수치가 올라간 사람들도 있다. 계란은 저칼로리 고단백 식품으로 먹으면 속이 든든하다. 그래서 하루에 2~3개씩 먹고 대신 당질 섭취를 줄이는 다이어트에 활용하는 사람도 있다.

<일본 식품 표준 성분표 2020년판(제8개정)>에 따르면 계란 1개(50g)에는 콜레스테롤이 185mg이나 함유돼 있어 한 개만 먹어도 하루 섭취 권장량인 200mg에 가깝다. 샐러드용 닭가슴살도 칼로리나 지방분이 낮고 단백질이 많은 훌륭한 식품이기 때문에 소고기나 돼지고기보다 건강하다고 생각하는 사람도 많을 텐데, 소고기나 돼지고기와 비슷한 수준의 콜레스테롤이 함유돼 있다. 즉, 칼로리만 신경 쓰다 보면 낭패를 볼 수 있다는 것이다. 계란도 닭가슴살도 속이 든든하다 보

니 과식하지 않게 되어 결과적으로 살은 잘 찌지 않지만, 방심하다가는 LDL 콜레스테롤 수치가 오를 수 있다.

이처럼 몸에 좋다는 식품 중에도 LDL 콜레스테롤 수치를 올리는 것이 적지 않으니 주의해야 한다. <2019년 국민건강·영양 조사>에 따르면 일본인의 하루 평균 콜레스테롤 섭취량은 남성 361mg, 여성 312mg이었다. 상당히 신경 쓰지 않으면 200mg 이내로 억제하기 어렵다.

하루 식이섬유 섭취 권장량은 25g 이상

채소를 먹는 것도 중요하다. 176쪽에서도 설명했지만, 콜레스테롤은 담즙산의 재료이며 십이지장으로 분비된 담즙산은 식이섬유에 들러붙어 대변으로 배출된다. 그런데 식이섬유가 부족하면 분비된 담즙산이 배설되지 못하고 재흡수되어 LDL 콜레스테롤 수치가 오른다.

혈중 LDL 콜레스테롤은 운동으로 소비되는 종류의 지질이 아니기 때문에 담즙산의 형태로 배설하는 것 외에는 몸 밖으로 내보낼 방법이 없다. 따라서 과잉 섭취하면 쓸 곳이 없어 혈액 속을 흐르다 혈관 벽 안쪽에 쌓여 플라크가 생기는 것이다. 플라크는 한 번 생기면 어지간해서는 작아지지 않는다. LDL 콜레스테롤 수치가 높은 기간이 길어지면 길어질수록 플라크가 잘 생기고 커진다. 따라서 40대부터 LDL 콜레스테롤이 높은 사람은 그만큼 동맥경화가 진행되어 뇌졸중과 심근경색의 위험성이 높아진다.

채소에 함유된 식이섬유는 LDL 콜레스테롤을 낮출 뿐 아니라 혈당치의 상승도 막을 수 있고 장내 환경을 좋게 하는 작용도 있으니 적극적으로 먹어야 한다. <일본인의 식사 섭취 기준 2020년판>에서는 하루 식이섬유 섭취 권장량이 20g 안팎(성별, 연령에 따라 다소 차이가 있음)이었는데, <동맥경화성 질환 예방 가이드라인 2022년판>에서는 '생활습관병의 중증화 예방에는 하루 25g 섭취를 권장한다'라고 기재되어 있다. 그만큼 식이섬유가 중시되고 있다는 의미다.

☑ 식품에 함유된 식이섬유량

식품의 종류	식이섬유량
생 팽이버섯(한 봉지 100g)	3.9g
생 잎새버섯(한 팩 100g)	3.5g
생 만가닥버섯(한 팩 100g)	3.0g
낫토(한 팩 40g)	2.7g
멜로키아(Melokhia, 한 다발 100g)	5.9g
데친 우엉(1/2개 90g)	5.5g
데친 브로콜리(1/3 송이 약 80g)	3.5g
곤약(1/2장 100g)	3.0g

출처 〈일본 식품 표준 성분표 2020년판(제8개정)〉

참고로 <2019년 국민건강·영양 조사>에 따르면 하루 평균 식이섬유 섭취량은 남성 19.4g, 여성 17.5g이었다. 하루 25g 이상은 상당히 노력하지 않으면 섭취하기 어려운 양이라는 것을 알 수 있다.

또 한 가지 신경 써야 할 것은 '술안주'다. E 씨는 γ-GTP도 조금 높은 편으로 참고치인 50U/L을 넘었는데, 이는 알코올의 영향도 있었을 것으로 예상된다. 그런데 LDL 콜레스테롤은 알코올과는 관련이 없고 문제는 안주다. 건어물, 살라미, 작은 생선 등 콜레스테롤과 포화지방산을 많이 함유한 안주를 별생각 없이 많이 먹고 있을 가능성이 있다.

40대 남성이 LDL 콜레스테롤 수치만 오르기 시작했다면 가장 먼저 생각해 볼 수 있는 것은 식생활의 변화다. 단, LDL 콜레스테롤은 유전적 소인도 크기에 식생활이 바뀌지 않았더라도 일정 나이가 넘으면 오르기 시작하는 사람도 있다. 이럴 경우는 식사만으로는 쉽게 LDL 콜레스테롤 수치가 내려가지 않을 것이다. LDL 콜레스테롤이 180mg/dL 이상인 사람, 가족 중에 뇌졸중이나 심근경색을 일으킨 사람이 있는 경우는 '가족성 고콜레스테롤혈증(FH)'일 가능성도 부정할 수 없기에 한번은 내과를 찾아 진찰받을 것을 권한다(자세한 내용은 다음 케이스를 참조).

- 고 LDL 콜레스테롤 혈증은 이것 하나만으로도 동맥경화를 발생시킬 수 있는 커다란 위험인자
- 40대 남성이 LDL 콜레스테롤 수치만 올랐다면 가장 먼저 생각해 볼 수 있는 것은 식생활의 변화
- 고 LDL 콜레스테롤 혈증인 사람은 하루 콜레스테롤 섭취량을 200mg 미만으로 제한해야 한다.

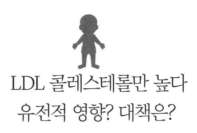

LDL 콜레스테롤만 높다
유전적 영향? 대책은?

F 씨는 63세 남성이다. BMI는 22.6으로 거의 표준 체중이다. 허리둘레도 80cm로 대사증후군의 기준보다 가늘어 대사증후군은 아니다. 혈당치의 지표가 되는 당화혈색소, 중성 지방, HDL 콜레스테롤 수치, 혈압 모두 문제가 없었다.

그런데 유일하게 LDL 콜레스테롤 수치만 284mg/dL나 됐다. 140mg/dL 이상이면 고 LDL 콜레스테롤 혈증인데 무려 그 두 배 이상이나 되는 것이다. 어쩌다 이렇게 LDL 콜레스테롤 수치만 높을까? 그 배경에는 유전적 영향이 있을 것으로 예상됐다.

세목 \ 나이	63세
BMI	22.6
허리둘레(㎝)	80
당화혈색소(%)	5.4
중성지방(㎎/dL)	72
LDL 콜레스테롤(㎎/dL)	284
HDL 콜레스테롤(㎎/dL)	65
최고 혈압(㎜Hg)	109
최저 혈압(㎜Hg)	57

LDL 콜레스테롤
수치만 유난히 높음

■ 참고치 초과

유전으로 어릴 때부터 LDL이 높았다

F 씨는 앞에서도 언급했지만, 대사증후군은 아니다. 그리고 혈당치, 혈압, 중성 지방 등 모든 것이 문제가 없는데 유독 LDL 콜레스테롤 수치만 매우 높다. 이것이 전형적인 '가족성 고콜레스테롤 혈증(FH)'이다. 이는 생활 습관과는 관련이 없고 유전에 의해 발생하는 고 LDL 콜레스테롤 혈증이다.

일본동맥경화학회에서도 최근 FH에 크게 주목하고 있다. 그 이유는 어릴 때부터 LDL 콜레스테롤 수치가 높은 FH인 사람은 심근경색 및 협심증 등 생명과 관련된 관상 동맥 질환을 일으킬 위험성이 매우 높기 때문이다.

최근 <동맥경화성 질환 예방 가이드라인 2022년판>에 따르면 관상 동맥 질환을 일으킨 30명 중 한 명이, 중증 고 LDL 콜레스테롤 혈증(190mg/dL 이상)인 15명 중 한 명이 FH인 것으로 확인됐다. FH 유전이 없는 사람에 비해 FH인 사람은 관상 동맥 질환을 일으킬 위험성이 10~20배 높고, 하지 동맥이 막혀 하지에 통증이 나타나거나 보행 장애 증상이 나타나는 말초 동맥 질환이 발생할 위험성도 5~10배 높은 것으로도 알려져 있다.

과거에는 일본인 500명 중 1명이 FH였는데, 최근 조사에서는 300명 중 한 명 정도라고 한다. 사원이 1000명인 회사면 3명이, 인구 20만인 지방도시면 600명 이상이 FH라는 계산이다.

고 LDL 콜레스테롤 혈증은 식생활 등 생활 습관의 문제로, 후천적으로 발생하는 것으로 알려진 데 반해, FH는 유전으로 발생하는 질병으로 생활 습관에 문제가 없어도 LDL 콜레스테롤 수치가 높아진다. FH는 우성 유전으로 양쪽 부모 중 한쪽이 고콜레스테롤혈증을 일으키는 유전자를 갖고 있으면 그 자녀도 고콜레스테롤혈증 소인을 물려받는다. 유전 양식으로는 양쪽 부모로부터 FH 유전자를 받는 호모형(homo型)과 한쪽 부모로부터 받는 헤테로형(hetero型)이 있는데, 우성 유전이다 보니 헤테로형에서도 발병한다.

✅ 가족성 고 콜레스테롤 혈증(FH)의 유전 양식

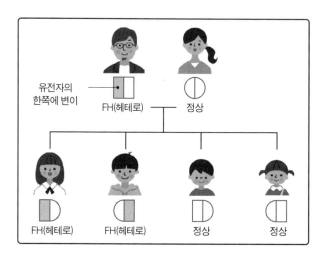

유전자의
한쪽에 변이

FH(헤테로) — 정상

FH(헤테로)　　　FH(헤테로)　　　정상　　　　　정상

유전자는 양쪽 부모로부터 한 개씩 받아 두 개가 한 세트를 이루는 데, 한쪽 부모가 'FH 유전자'를 한 개 갖고 있는 헤테로형이고, 다른 한쪽 부모는 유전자를 아예 갖고 있지 않을 경우에는 50%의 확률로 그 자녀에게 유전된다. 참고로 한 쪽 부모가 FH 유전자를 두 개 갖고 있는 호모형이면 그 자녀에게는 반드시 FH 유전자가 유전되어 LDL 콜레스테롤 수치도 상당히 높아지는 경우가 대부분이다.

유전자를 두 개 갖고 있는 호모형 FH는 LDL 콜레스테롤이 500mg/dL를 넘는 경우도 있는데, 이 상태가 지속되면 돌연사할 위험성도 있어 인공 투석처럼 일주일에 한 번 정도 온몸의 혈액을 몸 밖으로 빼내 LDL 콜레스테롤을 걸러낸 후 다시 넣어주는 'LDL 성분채집술'이라는 대대적인 치료를 받아야 한다.

FH 여부는 세 개 항목으로 확인

성인(15세 이상)의 FH 진단 기준에 대해 '동맥경화성 질환 예방 가이드라인 2022년판'에서는 다음과 같이 밝히고 있다.

① 미치료 시 LDL 콜레스테롤 수치가 180㎎/dL 이상
② 건황색종(腱黃色腫, 손등, 팔꿈치, 무릎 등 또는 아킬레스건에 지질이 쌓이는 증상) 등
③ FH 혹은 조발성 관상 동맥 질환의 가족력(근연도 1/2 관계에 있는 가족*)

'건황색종'은 뼈와 근육을 잇는 건(腱)**에 콜레스테롤이 들러붙어 두꺼워진 것을 가리킨다. 우리 몸의 모든 건에서 발병하는데 건 중에서 가장 잘 알려진 것이 바로 아킬레스건이다. X-ray 상으로 아킬레스건의

---

* 근연도란 혈연관계에 있는 두 사람이 1개의 유전자를 공유할 확률이다. 근연도 1/2이란 자신의 유전자의 절반을 공유하고 있다는 의미로 부모, 형제자매, 자녀가 해당된다.
** 힘줄

이럴 땐 어떡하면 좋을까요? 흔한 케이스별 대책

굵기가 남성 8mm 이상, 여성 7.5mm 이상이면 황색종이 있는 것으로 볼 수 있다. 손가락으로 짚어 봐서 1cm 정도 되면 황색종을 의심해 볼 필요가 있다.

'조발성 관상 동맥 질환'은 젊을 때부터 협심증이나 심근경색 등과 같은 관상 동맥 질환을 일으키는 것을 가리킨다. 남성은 55세 미만, 여성은 65세 미만이 기준이다. 근연도가 1/2인 가족은 부모, 자녀, 형제자매이며 조부모는 들어가지 않는다. 즉, 아버지가 50대 초반에 협심증을 일으킨 경우 등이 해당한다.

이 3개 항목 중 두 개 이상에 해당하면 FH로 진단된다. ②와 ③에는 해당하지 않고 ①의 LDL 콜레스테롤만 250mg/dL 이상일 경우와 LDL 콜레스테롤이 160mg/dL 이상이고 ②와 ③중 하나에 해당할 때는 FH가 강력히 의심되는 단계다. 다시 말해 FH의 가능성이 매우 높을 것으로 판단된다.

FH는 생활 습관을 개선하는 것만으로는 대응이 안 된다. 일반적으로 불필요한 LDL 콜레스테롤은 혈액 속에서 회수되어 간으로 보내진 다음 일단 분해되고 필요에 따라 재합성되는데, FH일 경우 회수된 LDL 콜레스테롤을 흡수하는 간 표면에 있는 LDL 수용체 유전자와 이를 작동시키는 유전자에 이상이 있기에 간으로 흡수되지 못하고 혈액 속에 쌓이기 때문이다.

LDL 콜레스테롤이 이전보다 높거나 돌연사한 근친자가 있는 사람은 당장 내과를 찾아 진찰받고 약 처방을 받아야 한다. 가능한 한 빨리 대응하면 동맥경화는 진행되지 않는데, 방치하면 모르는 사이 동맥경화가 진행돼 돌연사로 이어질 가능성도 있으니, '일단 생활 습관부터 바꿔보고', '자각증상이 없으니까'라는 안일한 생각으로 방치하지 말고 꼭 진찰받아 볼 것을 권한다.

또한 FH인 사람은 심근경색을 일으킬 위험성이 매우 높기에 LDL 콜레스테롤 목표치가 과거에 협심증이나 심근경색을 일으킨 사람과 같은 100mg/dL 미만으로 엄격히 정해져 있다. 심근경색 관련 기왕력이 있는 사람은 이보다 엄격한 70mg/dL 미만이 목표다.

내가 FH이면 부모, 형제자매, 자녀도 FH일 가능성이 있다

내가 FH면 부모와 형제자매, 그리고 자녀까지도 FH일 가능성이 높아진다. 앞서 언급한 바와 같이 한 쪽 부모가 FH이면 그 자녀가 FH이될 확률은 50% 이상이다. 타고난 유전적 소인은 바꿀 수 없지만 LDL 콜레스테롤은 약으로 조절할 수 있으니 안심해도 좋다.

예전에는 FH이면 젊을 때 심근경색 등으로 사망하는 경우가 많았지만, 지금은 스타틴 등 고콜레스테롤혈증에 효과적인 약제가 있어 그럴 일은 없다. 그래서 일찍 발견해 진료받는 것이 매우 중요하다. 15세 미만의 FH 진단 기준은 다음과 같다.

① 미치료 시 LDL 콜레스테롤 수치가 140mg/dL 이상
② FH 가족력(부모 또는 형제자매)
③ 부모의 LDL 콜레스테롤 수치가 180mg/dL 이상, 또는 조발성 관
　상 동맥 질환의 가족력(부모 또는 조부모)

이 가운데 ①과 ②에 해당하면 FH로 진단되고, ①과 ③에 해당할 경우는 FH가 의심된다. LDL 콜레스테롤 수치만 높은 경우도 250mg/dL 이상일 때는 FH로 진단되며, 180mg/dL 이상이면 FH가 의심된다.

나는 이전에 10세와 14세 어린이를 대상으로 한 건강검진에서 혈액 데이터를 분석한 적이 있는데, LDL 콜레스테롤 수치가 140mg/dL 이상인 어린이가 여럿 있었다. FH가 의심되는 상황이어서 그 부모와 형제들이 걱정되었다. 부모는 30대면 특정 진단 대상이 아니기에 지자체 등에서 실시하는 건강검진을 받도록 권유하고, 이와 함께 혈중 콜레스테롤을 늘리는 생활 습관을 개선하도록 조언했다. 자녀의 건강검진이 온 가족의 건강을 관리하는 계기가 된 것이다.

LDL 콜레스테롤 수치가 높은 상태가 오래 지속되면 그만큼 관상 동맥 질환을 일으킬 위험성이 높아지기 때문에, FH인 사람은 어릴 때부터 LDL 콜레스테롤을 낮추는 데 힘써야 한다. <동맥경화성 질환 예방 가

이드라인 2022년판>에서도 '생활 습관을 개선해도 LDL 콜레스테롤이 180mg/dL 이상인 상태가 지속될 경우, 남녀 상관없이 10세 이상이면 약물요법을 시작할 것을 고려한다'라고 되어있다.

FH인 사람이 대사증후군을 앓게 되면

앞서 소개한 F 씨는 대사증후군도 아니고 LDL 콜레스테롤 수치 이외에는 문제가 없었지만, FH인 사람 중에는 대사증후군을 앓고 있는 경우도 있다. 내가 본 환자 중에 이런 케이스에 해당하는 50대 남성이 있었다. 먼저 LDL 콜레스테롤은 300mg/dL를 넘어 FH일 가능성이 높았다. BMI는 26.9, 허리둘레는 93㎝로 비만이었고, 당화혈색소는 6.2%, 중성 지방은 221mg/dL, HDL 콜레스테롤은 41mg/dL였다. 허리둘레가 참고치를 넘었고 혈당치와 중성 지방이 높은 대사증후군이 분명했다. 이런 경우가 바로 '대사증후군을 앓는 FH'다.

앞서 언급한 바와 같이 내장 지방의 축적과 LDL 콜레스테롤 수치의 상승은 직접적인 관련은 없어 내장 지방이 늘었다고 해서 LDL 콜레스테롤 수치가 오르는 것은 아니다. 하지만 실제로 대사증후군이면서 LDL 콜레스테롤 수치가 높은 사람도 많다. 내장 지방과는 별개로 '대사증후군으로 이어지는 생활 습관'으로 인해 LDL 콜레스테롤 수치가 오르는 경우가 있기 때문이다.

이 사례자처럼 LDL 콜레스테롤 수치가 300mg/dL 가까이나 될 경우, FH인 것은 거의 확실하다. 이는 FH가 유전된 데다 불규칙한 생활 습관으로 인한 대사증후군인 것이다. 본인의 체질에 더해 포화지방산과 콜레스테롤이 많은 'LDL 콜레스테롤 수치가 오르는 식사'를 하고 있을 가능성이 있다.

이런 경우에는 특히 의료기관에서 스타틴과 같은 약제를 처방받아 당장 LDL 콜레스테롤을 낮추어야 한다. 단, 약만으로는 안 되고 대사증후군도 개선해야 한다. 약만으로는 LDL 콜레스테롤 수치를 충분히 조절할 수 없을 가능성이 있고, 무엇보다 과도한 내장 지방으로 인해 고혈압과 고혈당 등이 함께 나타나는 대사증후군은 동맥경화를 발생시키기 때문이다. 생활 습관도 개선하지 않으면 동맥경화를 멈출 수 없다.

치료를 통해 LDL 콜레스테롤 수치가 내려가면 심근경색의 위험성은 낮아지지만, 그렇다고 안심하고 치료를 소홀히 하거나 불규칙한 식생활로 돌아간다면 다시 심근경색의 위험성은 높아진다. F 씨처럼 대사증후군은 아니지만 FH인 경우도 약을 먹으면서 정기적으로 검사 결과를 체크하고 생활 습관에 주의하는 것이 중요하다. 물론 체중의 증감만으로 판단해서는 안 된다.

자신이 FH인지 모르는 사람은 여전히 많을 것이다. 특히 예전 건강 검진에서는 총콜레스테롤 수치만 검사 항목이었기 때문에 FH 여부를 판단하는 것이 어려웠다. 그러니 자신이 FH라는 것을 알게 되면 반드시 부모님과 자녀들도 검사받도록 해야 한다.

만약 자녀가 FH라면 포화지방산이나 콜레스테롤이 많은 'LDL 콜레스테롤 수치를 높이는 식품'을 과잉 섭취하지 않도록 어릴 때부터 생활 환경을 만들 필요가 있다. 아이들에게 인기가 많은 계란말이도 매일 도시락에 넣어주는 것은 피하는 것이 좋고, 담즙산으로 장내에 분비된 콜레스테롤의 재흡수를 방해해주는 식이섬유를 매일 잘 챙겨 먹는 식습관을 들이도록 메뉴에 신경을 쓰는 것도 중요하다.

이 케이스에서 알 수 있는 것

- '가족성 고콜레스테롤혈증(FH)'이란 유전으로 의해 발생하는 고 LDL 콜레스테롤 혈증을 말한다.
- 어릴 때부터 LDL 콜레스테롤 수치가 높은 FH인 사람은 심근경색이나 협심증 등 생명과 관련된 관상 동맥 질환을 일으킬 위험성이 매우 높다.
- FH인 사람이 대사증후군도 있으면 생활 습관 개선을 통해 내장 지방을 빼는 것도 중요하다.

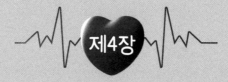

제4장

평생 쓸 수 있는
몸 만드는

식사법과 운동법

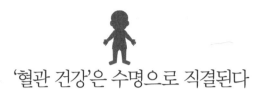

'혈관 건강'은 수명으로 직결된다

현재 85세의 건강 상태는 1950년의 70세와 같다?!

요즘은 '인생 100세 시대'라고 하는데 실제로 100세 이상인 사람은 해마다 늘고 있다. 2022년 9월 기준 일본의 100세 이상 인구는 9만 526명이다. 전년보다 4016명 늘어 9만 명을 넘어섰다. 1980년까지는 1000명이 되지 않았다고 하니 놀라운 속도로 느는 것이다. 이제 100세까지 사는 것은 그리 드문 일이 아니다.

수명이 늘자 나이에 대한 이미지도 달라졌다. 1920년 중반부터 1980년대 후반까지는 환갑을 맞으면 어르신이라는 느낌이었지만, 요즘 60대는 그런 이미지는 전혀 없고 아직 현역인 사람이 대부분이다.

겉모습만 그런 것이 아니다. 같은 해에 태어난 집단이 나이가 들면서

평생 쓸 수 있는 몸 만드는 식사법과 운동법

인구가 얼마나 주는지 조사한 일본의 국내 데이터가 있다.* 1950년에 조사한 결과에서는 남성은 60세 이상이 되면 인구가 줄기 시작해 70세가 되면 절반으로 줄었다. 그러다 2015년이 되자 60대 집단의 인구는 거의 줄지 않았고, 75세 무렵부터 줄기 시작해 인구가 절반으로 줄어든 것은 80대 중반이었다. 즉, 요즘 85세의 건강 상태는 1950년의 70세 정도라 할 수 있을 것이다.

한편 나이가 들면서 얼마나 신체 기능이 떨어지는지 조사한 해외 연구도 있다.** 1959년 기준 70세의 생리 기능이 30세와 비교해 얼마나 떨어졌는지 조사한 것으로, 당시 70세의 데이터이니 요즘 85세 정도라 생각하면 될 것이다.

먼저 뜨거운 것을 만지고 뜨겁다고 느끼는 '신경 전달 속도'는 10% 정도밖에 떨어지지 않았다. '기초대사'는 물론 떨어졌지만 30세 때의 85% 정도로 유지되고 있었다. 크게 떨어진 것은 "폐활량"으로 약 60%까지 떨어졌다. 또 한 가지 내가 주목한 것은 '신장의 혈류량'이다. 이는 폐활량보다 더 떨어져 절반 미만까지 내려갔다. 혈류량이 줄면 신장 기능을 나타내는 eGFR도 물론 떨어진다.

앞서 신장은 혈관 덩어리라고 했다. 그리고 이미 언급한 바와 같이 신장의 혈관은 U턴을 하거나 직각으로 연결되어있는 특징이 있는 뇌나 심

* Dokkyo Journal of Medical Sciences. 2017; 44(3): 257-63.
** Q Rev Biol. 1959; 34(2): 117-42.

장의 관상동맥 혈관과 형상이 비슷하다. 그런 신장의 혈류량이 떨어지거나 eGFR이 저하되는 변화가 있다는 것은, 뇌나 심장의 혈관에도 함께 부담을 주어 손상되었을 가능성이 높다는 것을 의미한다.

혈관에는 통증을 느끼는 신경이 없기에 아무리 손상되어도 자각증상이 없다. 그래서 변화를 알아차리기 어려운데, 혈관은 노화와 크게 관련이 있다. 다시 말해 '혈관 건강'은 수명으로 직결된다는 것이다. 그리고 어떤 생활 습관을 선택하느냐에 따라 동맥경화의 진행 속도를 높일 수도 있고 늦출 수도 있다. 그 힌트를 주는 것이 바로 '건강검진 데이터'다.

건강검진 결과에서 알 수 있는 것

1장에서도 지적한 바와 같이 건강검진 결과지를 볼 때 단순히 '참고치를 벗어나지 않았는지'만 확인하는 것은 매우 아쉬운 일이라 할 수 있다. 어디에 문제가 있는지 아는 것은 물론 중요하지만, 단순히 좋고 나쁘고의 관점이 아니라 '수치가 어떻게 변화해왔는지'를 보고, 지금까지 어느 장기에 부담을 주었는지 판단한 다음 그런 상태가 지속되지 않도록 궤도 수정의 방법을 고민하는 것이 포인트다.

혈압이 계속 높다면 가능한 한 빨리 혈압을 낮춰 혈관에 부담을 주지 말아야 하고, 혈당치가 높다면 혈관 벽에 염증이 생기기 때문에 방치하면 자신도 모르는 사이 동맥경화가 진행되다 뇌졸중이나 심근경색을 일으킬 수 있다.

LDL 콜레스테롤도 건강검진에서 문제가 되는 사람들이 많은 항목 중 하나다. 혈압 및 혈당치와 마찬가지로 LDL 콜레스테롤이 높아져도 자각증상은 전혀 없지만, 결코 가벼이 여겨서는 안 된다. LDL 콜레스테롤 수치가 높은 상태를 방치하면 혈액 속에서 산화 LDL이 된다. 이는 노폐물이기 때문에 혈액 속에서 늘어나면 거기 모인 대식세포라는 면역세포가 포식한 다음 혈관 벽으로 숨어들어 혹(플라크)이 생긴다.

이 혈관 벽에 쌓인 콜레스테롤은 제거할 수 없다. 이 혹이 어떤 계기로 터지면 혈관 벽의 출혈을 막기 위해 혈액 응고 기능이 작동하면서 혈관 내에 혈전이 생기고 결국 혈관을 막아 심근경색으로 이어진다. 혈관 속 LDL 콜레스테롤이 줄면 혹이 딱딱해져 잘 터지지 않는 것으로 알려져 있다. 따라서 LDL 콜레스테롤이 높은 사람은 스타틴 등과 같은 약으로 수치를 낮추는 것이 중요하다.

그런데 약만으로 확실하게 심근경색을 예방할 수 있는 것은 아니라서 LDL 콜레스테롤 수치를 높이지 않는 생활 습관을 함께 들일 필요가 있다. 콜레스테롤과 포화지방산이 많은 식품의 섭취는 줄여야 한다. 이렇게 혈관을 건강하게 만들 수 있으면 우리 몸의 세포에 필요한 영양소를 혈액을 통해 공급할 수 있기 때문에 항상 건강하게 살 수 있다.

문제는 혈관이 어떤 상태인지 어떻게 판단하느냐다. 혈관을 꺼내서 볼 수는 없지만 1장에서도 강조했듯이 건강검진 결과를 보면 혈관의 상태를 추측할 수 있다. 따라서 건강검진 결과를 스스로 보고 판단해 생활 습관을 개선하는 데 활용하는 능력이 매우 중요하다.

평생 쓸 수 있는 몸 만드는 식사법과 운동법

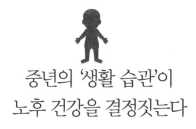

중년의 '생활 습관'이
노후 건강을 결정짓는다

치매의 원인이 되는 뇌의 쓰레기는 50~60대부터 쌓이기 시작한다

　누구나 꼭 피하고 싶은 질병 중 하나는 바로 '치매'일 것이다. 치매도 나이가 들어 어느 날 갑자기 시작되는 것이 아니다. 알츠하이머형 치매의 원인으로 알려진 아밀로이드 베타(Aβ)라는 단백질은 뇌의 노폐물로, 20년 이상에 걸쳐 뇌에 쌓여 간다. 즉, 70~80대의 치매의 원인인 뇌의 쓰레기는 50~60대부터 쌓이기 시작한다.

　정년퇴직으로 현역에서 물러나고 나서야 비로소 건강을 챙기는 경우가 많은데, 실은 은퇴하기 전부터 챙겨야 한다. 이 아밀로이드 베타는 혈관을 통해 배설되는데, 동맥경화가 진행되면 뇌의 쓰레기가 원활하게 배설되지 못해 쌓이다 결국 기억과 학습에 나쁜 영향을 준다.

이를 방지하려면 건강검진 결과 허리둘레나 BMI, 혈압, 혈당치, LDL 콜레스테롤 등이 참고치를 벗어났거나 혹은 서서히 상승하기 시작했을 때 반드시 지켜야 할 생활 습관이 있다.

그 첫 번째는 바로 '운동'이다. 운동에는 체지방을 태워 체중을 줄이는 효과도 있는데, 그 이상으로 온몸에 혈액을 순환시키는 효과가 있다. 흐름이 좋아지면 세포 구석구석까지 필요한 영양과 산소를 공급할 수 있고 불필요한 쓰레기도 배설된다.

군마(群馬)현 나카노조마치(中之条町)에 사는 65세 이상 주민 5000명을 대상으로 평소의 신체활동과 질병 예방의 상관관계에 대해 조사하고 있는 '나카조지 연구'에 따르면, 당뇨병 예방에는 하루 오천 보 이상, 치매 예방에는 하루 팔천 보 이상이 효과가 있을 것으로 기대된다고 한다.

나이가 들어 은퇴 후 운동을 시작하면 근육량이 준 상태이기 때문에 생각만큼 몸이 따라주지 못한다. 게다가 허리나 무릎 등 관절에 통증이 있어도 움직이기 힘들다. 고령이 되어서도 운동을 계속하려면 고령기에 접어들기 전부터 신체 활동을 하는 습관을 들이는 것이 중요하다. 등받이에 기대지 않고 의자에 앉는 자세가 힘들지 않은지, 한쪽 다리로 서서 양말을 신을 수 있는지 등 생활 속에서 자기 근육 상태를 확인해 보는 것이 좋다.

하루에 한 번은 계단을 오르는 것도 좋다. 근육 세포는 부하를 주어 사용하지 않으면 점점 빠지기 때문이다. 직장에서 계단을 이용해 다른 층 화장실을 이용하는 등 일상생활에서 할 수 있는 방법을 찾아보자.

관절을 지키기 위해서는 젊을 때부터 비만이 되지 않도록 관리해야 한다. 중요한 것은 현역 세대인 50~60대의 운동 습관이 20년 후를 결정짓는다는 것이다. 동맥경화는 자각증상이 없는 것이 특징이기 때문에 더더욱 예방을 위해 행동하는 것이 중요하다. 자신의 인생의 모든 시간이 소중하다면 예방을 위해 식사에 신경을 쓰고 운동해야 한다.

계단으로 걸어 올라갈지 엘리베이터를 탈지, 술을 마신 뒤 라면을 먹을지 말지, 디저트를 사서 귀가할지 아니면 다음으로 미룰지로 우리는 하루에도 몇 번씩 시험에 들고 있다. 지금은 하루에 몇 보 걸었는지 스마트폰이 기록해주는 시대다. 셀프모니터링은 생활 습관을 개선하고 유지하는 데 매우 중요하기 때문에 스마트폰 앱을 이용하는 것도 좋은 방법이다. 실제로 매일 몇 보 걸었는지 알면 '오늘은 좀 적게 걸었네. 좀 더 걸어야겠다'라는 생각하게 된다. 편리한 앱이 많이 있으니 활용하면 좋다.

녹황색 채소, 버섯, 해조류를 매일 먹자

건강검진 데이터를 참고해 '혈관 장애의 진행을 막기 위한 식생활'로 바꾸는 것도 중요하다. 예를 들어 LDL 콜레스테롤이 높은 사람은 콜레스테롤이나 포화지방산이 많은 음식은 피해야 한다. 허리둘레나 BMI가 높고 혈압 및 혈당치도 조금씩 높으며 간 기능 수치도 약간 높아 지방간일 가능성이 있는 경우는 '올해는 체중을 5%만 줄이자'라는 식으로 목표를 세워보자. 대사증후군인 사람은 체중을 5% 줄이면 모든 수치가 개선된다. 계산식은 다음과 같다.

체중(kg) × 0.05 = 올해 감량 목표(kg)

이것저것 다 하려고 들면 오래 가지 못할 수 있으니 여러 개를 동시에 할 자신이 없는 사람은 먼저 '감량'만 하거나, LDL 콜레스테롤이 높은 사람은 '계란은 하루에 한 개만 먹는 것만이라도 신경 써야지'라는 식으로 본인이 할 수 있는 것부터 시작해 보는 것도 좋다.

생활 습관을 개선하는 포인트는 사람마다 다른데, 그 포인트를 잘 모르는 경우도 있을 것이다. 그럴 때 내가 사람들에게 권하는 것은 식품을 4가지 그룹으로 나눠 다양한 음식을 골고루 먹는 방법이다. 상세한 내용은 220쪽에서 소개한다.

다양한 영양소 중에서 굳이 하나만 꼽으라면, 부족한 사람이 많아 잘 챙겨 먹으면 다양한 수치 개선으로 이어지는 '식이섬유'다. 구체적으로는 '녹황색 채소, 버섯, 해조류'를 매일 챙겨 먹도록 하자. 식이섬유를 잘 챙겨 먹으면 혈당치와 LDL 콜레스테롤 수치가 개선될 뿐 아니라 대장암의 위험성이 낮아지며, 지금 사람들의 관심이 높아지고 있는 장내 세균을 개선하는 등 다양한 장점이 있다. <동맥경화성 질환 예방 가이드라인 2022년판>에는 '생활습관병의 중증화 예방에 하루 25g 이상의 식이섬유 섭취가 권장된다'라고 되어있는데, <2019년 국민건강·영양조사>에 따르면 사람의 하루 평균 식이섬유 섭취량은 남성 19.4g, 여성 17.5g이었다.

매일 25g 이상 섭취하려면 버섯과 해조류를 먹지 않으면 어려울 것이다. 꼭 버섯과 해조류를 의식적으로 먹어야 한다. 나는 항상 나베요리*를 먹을 때는 팽이버섯과 표고버섯을 많이 넣어 먹고, 카레를 만들 때도 만가닥버섯을 듬뿍 넣는다.

* 일본의 냄비요리

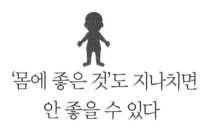

'몸에 좋은 것'도 지나치면
안 좋을 수 있다

'몸에 좋은 특정 식품'이 아니라 다양한 식품을 골고루 먹자

　세상에 먹어서 안 되는 식품은 없다. 설탕, 지방, 알코올도 먹고 마셔도 된다. 문제는 '양'이다. 대부분 식품은 몸에 유용한 영양소를 함유하고 있는데, 너무 많이 먹으면 좋지 않은 성분도 있다. 예를 들어 염분을 과다 섭취하면 순환 혈액량이 늘어나 혈압이 오르고, 당분을 과다 섭취하면 인슐린이 혈당 조절을 충분히 하지 못해 혈당치가 올라간다. 콜레스테롤과 포화지방산을 과다 섭취하면 LDL 콜레스테롤 수치가 오른다.

　단, 식사할 때 콜레스테롤이 많은 음식을 먹었다고 해서 바로 고콜레스테롤혈증이 생기는 것은 아니다. 우리 몸은 식사를 통해 섭취한 다양한 영양소를 간에서 필요한 형태로 바꾸어 우리 몸의 세포로 공급한다. 그리고 몸에 필요 없는 것을 버리고 남은 중요한 것들은 비축해두는 시스템을 갖추고 있어 끊임없이 혈액 속에 과부족이 생기지 않도록 조절하고 있다. 이렇게 몸의 내부 환경의 균형을 일정하게 유지하는 기능을 '항상성(homeostasis)'라고 한다. 그 덕분에 몸에 좋지 않은 것을 먹어도 어떻게든 조절이 되는 것이다.

그러나 불규칙한 생활 습관이나 나이가 들면서 서서히 항상성 기능은 저하되기 시작한다. 예를 들면, 당이 많은 것만 계속 먹으면 인슐린이 계속 분비되다 결국 인슐린을 만드는 췌장의 β세포가 지쳐 기능이 떨어지면 당뇨병으로 발전하는 것이다.

건강진단 데이터는 질병의 유무뿐 아니라 불규칙한 생활 습관의 결과로 생겨난 혈액 속의 다양한 물질의 양의 변화를 수치로 보여준다. 당분이 많은 것을 계속 먹다 결국 당을 다 처리할 수 없게 되면 혈당치와 당화혈색소 수치가 오르기 시작한다. 그리고 매일 밤 과음하면 간세포가 손상되어 간 기능 검사 수치가 상승한다. 즉, 건강검진의 결과는 '데이터로 나타날 정도로 자신의 생활 습관이 불규칙한지에 대한 여부'를 확인하기 위한 귀중한 정보라고도 할 수 있다.

아무리 몸에 좋아도 너무 많이 먹으면 문제가 된다

TV에서 "이런 식품은 건강에 좋다", "이런 식품은 건강에 나쁘다"라고 하면 많은 사람이 그 정보에 휩쓸리는 경향이 있다. 그 정보가 틀리지 않았더라도 '자신에게 필요한 정보인지'는 별개의 문제다. LDL 콜레스테롤이 높지 않은 사람은 식품의 콜레스테롤양에 별로 신경 쓰지 않아도 되고, 혈압이 높지 않은 사람은 염분 섭취량에 너무 예민할 필요는 없다. 물론 염분 섭취는 가능한 한 자제하는 것이 좋고 콜레스테롤도 과다 섭취하지 않는 것이 좋다. 하지만 건강에 좋다는 것을 모두 할 필요는 없고 '자신에게 필요한 것은 무엇인지' 판단하는 것이 중요하다.

내가 예전에 사후관리를 했을 무렵 TV나 잡지에서 '코코아가 건강에 좋다'고 하자 많은 사람이 일제히 코코아를 사러 슈퍼로 몰릴 정도로 코코아 붐이 일었던 적이 있다. 그 많은 사람이 설탕이 든 코코아를 계속 마신 것인데, 당시 건강검진 결과 당화혈색소 수치가 조금 오른 사람들이 많았다. 코코아의 폴리페놀이나 식이섬유는 분명 몸에 좋다. 그러나 코코아로 인해 당화혈색소 수치가 올라 동맥경화를 발생시킨다면 건강해지려 했던 노력이 화를 부르는 꼴이다.

이 밖에도 골다공증 예방에 좋은 칼슘을 섭취하기 위해 작은 생선을 많이 먹다 콜레스테롤 수치가 오른 사람도 적지 않다. 작은 생선은 내장도 함께 통째로 먹기 때문에 의외로 콜레스테롤 섭취량이 늘어난다. 이와 마찬가지로 골다공증 예방을 위해 칼슘 함유량을 늘린 웨하스를 너무 많이 먹다 신(腎)동맥경화 등의 영향으로 신장 기능이 저하된 사람도 있었다.

아무리 몸에 좋은 식품도 그것만 먹으면 다른 부분에서 문제가 생길 수 있다. 콜레스테롤이 높은 사람이 콜레스테롤을 낮추는 식품을 찾아 먹으려는 노력은 좋은데, 일반적으로 '몸에 좋다'는 특정 식품에 모두가 매달리는 모습은 난센스에 가깝다.

자기 몸에 대해 알기 위해 건강검진 데이터를 보고 자신의 약한 부분이 어디인지 알 수 있어야 한다. 같은 식생활을 하더라도 혈당치나 콜레스테롤이 잘 오르는 사람과 그렇지 않은 사람이 있다. 그게 바로 체질이고 개인차다. 자신의 약한 부분에 대해 잘 알고 어떤 식품과 신체 활동을 선택하면 좋을지 판단해야 한다.

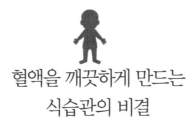

혈액을 깨끗하게 만드는
식습관의 비결

매일 꼭 먹어야 하는 식품

식생활에서 중요한 것은 '몸에 좋은' 특정 식품이 아니라 다양한 식품을 골고루 먹는 것이다. 그렇게 하면 필요한 영양소를 섭취할 수 있고 특정 영양소의 과다 섭취도 막을 수 있다. 균형 잡힌 식사를 위해 꼭 먹어야 하는 식품과 각각의 권장 섭취량을 알아두면 좋다. 건강검진 결과에서 몇 개 항목이 참고치를 넘어선 사람도 이 방법대로 식사하면 혈액이 깨끗해질 것이다.

이 식사법은 조시영양대학의 창설자인 가가와 아야(香川 綾) 선생이 제창한 '4군(群) 점수법'을 응용한 것으로, 다음처럼 식품을 크게 4개 그

룹으로 나눈다.

매일 섭취해야 하는 4가지 식품군

1군 ··· 우유·유제품, 계란

2군 ··· 고기, 생선, 콩·콩제품

3군 ··· 채소, 근경류*, 과일, 버섯, 해조류

4군 ··· 곡물, 설탕, 유지(油脂)

1군은 '우유·유제품, 계란'이다. 우리 몸에 중요한 영양소인 단백질은 20종류의 아미노산으로 이루어져 있다. 이 20종류의 아미노산 가운데 체내에서 만들 수 없어 음식으로 섭취해야 하는 아홉 종류의 아미노산을 '필수 아미노산'이라고 한다. 우유나 계란이 9종류의 필수 아미노산을 골고루 함유하는 대표적인 식품이다. 2군은 '고기, 생선, 콩·콩제품'이다. 단백질을 많이 함유한 식품군으로 이 또한 필수 아미노산을 골고루 함유하고 있다. 1군과 2군이 메인 반찬이 된다.

4군 점수법을 토대로 계산하면 1군과 2군은 하루 섭취량이 정해져 있다. 우유는 200㎖, 계란은 중란 한 개, 고기와 생선은 각각 50~100g 정도다. 생선 50g은 반 토막, 회는 1인분 정도다. 대표적인 콩·콩제품인 두부는 3분의 1모에서 4분의 1모(110g)다. 하루 단백질 섭취 권장량은

* 덩이줄기나 덩이뿌리를 식용으로 하는 작물. 감자, 고구마, 마, 토란 따위가 이에 속한다

성별이나 신체 활동량에 따라 다르며 남성이 여성보다 많다. 단, 일상생활에서는 단백질의 양을 일일이 계산해서 먹으라는 것은 아니고, 지키기 쉽도록 정한 기준으로 여기서는 이렇게 표현하고 있다.

1군과 2군, 즉 우유·유제품, 계란, 고기, 생선, 콩·콩제품 등 다섯 종류를 세 끼에 나눠서 먹는다. 예를 들어 아침에는 우유를 마시고 계란 프라이를 먹고, 점심에는 연어가 든 도시락을 먹고, 밤에는 나머지 고기와 콩·콩제품을 먹는 식이다. 밤에 술집에서 꼬치와 깍지 콩을 먹어도 좋다. 또는 아침에 생선구이와 두부를 넣은 된장국을 먹었다면 점심에는 계란 샌드위치와 함께 우유를 마시고 밤에 고기를 먹으면 된다. 고기와 생선 중 한쪽만 먹지 말고 둘 다 매일 한 번씩 먹는 것이 좋다. 이렇게 다섯 가지 식품을 세 끼에 나눠서 먹고 여기에 채소와 주식을 곁들이면 된다.

1~3군의 성인 섭취량은 기본적으로 거의 같다

3군은 '채소, 근경류, 과일, 버섯, 해조류'다. 하루 채소 섭취 권장량은 350g 이상이며 구체적으로는 녹황색 채소 120g 이상과 담색 채소다. 열을 가하면 부피가 줄기 때문에 양은 그리 많지 않지만, 그래도 한 끼에 다 먹기에는 양이 꽤 많은 편이라 '끼니마다 반드시 채소를 챙겨 먹도록' 노력하지 않으면 쉽지 않은 양이다.

근경류와 과일은 각각 매일 한 번씩 먹는다. 감자는 한 개, 귤은 두 개, 키위는 한 개, 바나나는 하나, 사과와 자몽은 반 개 분량이다. 근경류와 과일은 소홀히 하기 쉬운데 두 가지 모두 하루에 한 번은 꼭 먹도록 한다. 그리고 조금씩이라도 좋으니 버섯과 해조류도 하루에 한 번 먹는다. 3군만 다 챙겨 먹어도 양이 상당하다. 탄수화물과 단백질에 치우친 식생활이 아니라 이처럼 '많은 종류'를 먹는 것이 중요하다. 1군에서 3군

☑ 하루에 먹어야 하는 식품과 권장량

	식품		권장량	
1군	우유·유제품		우유는 한 팩	200mL
	계란		중란 한 개	50g
2군	생선		1/2~1조각	50~100g
	고기		얇게 썬 고기 2-3장~4-6장	50~100g
	콩·콩제품		두부 1/3모~1/4모	110g
3군	채소	녹황색	피망, 토마토 등 120g	350g
		담색	양배추, 무 등	
	근경류		감자는 중간 크기 한 개	100g
	과일		사과는 1/2개	80kcal
	버섯		표고버섯, 팽이버섯 등	50g
	해조류		미역, 톳 등	50g
4군	설탕		1큰술	10g
	유지		개인에 따라 다름	
	곡물		개인에 따라 다름	

까지의 섭취 권장량은 성별이나 나이와 상관없이 건강한 성인이라면 거의 비슷하다고 보면 된다.

마지막으로 4군은 '곡물, 설탕, 유지(油脂)'다. 4군의 섭취 권장량은 연령과 체격에 따라 달라진다. 젊은 사람과 식사할 때 "젊으니까 고기 많이 먹어라"라고 하는 사람들을 종종 보는데, 젊으면 대사가 좋기에 살이 잘 찌지 않는 것은 분명하지만, 성인의 경우 20대든 60대든 필요한 단백질량에는 큰 차이가 없다. 고령자는 흡수가 잘되지 않아 오히려 청년들보다 고기를 많이 먹는 게 좋다.

성장기에 있는 자녀는 세포를 늘리기 위해 단백질을 많이 섭취해야 하지만, 스무 살이 넘어가면 손상된 부분을 회복시키기 위한 재료를 보충하는 정도면 되어서 단백질이 그다지 많이 필요하지 않다.

균형 잡힌 식사를 하자

다양한 식품을 섭취하는 것이 중요한 이유는 각각의 식품군에 특징적인 영양소가 있기 때문이다. 한 가지 식품만 편식하면 필요한 영양소를 충분히 섭취하기 어렵고 특정 영양소를 과잉 섭취하게 되는 문제도 있다. 예를 들어 최근 장내 세균 연구에서 주목받는 식이섬유는 혈당치의 급상승 및 장내 콜레스테롤의 재흡수를 억제하는 작용이 있는 중요한 영양소 중 하나다. 그러나 하루 섭취 권장량은 성인 여성 18g 이상, 성인 남성 21g 이상인데, 이를 한 가지 식품에서 섭취하는 것은 어렵다. 채소 350g 이상에 근경류, 버섯, 해조류를 골고루 먹으면 권장량을 채우기 쉽다.

콜레스테롤 및 포화지방산을 많이 함유한 식품은 1군과 2군에 집중돼 있다. 따라서 1군과 2군을 과잉 섭취하면 혈중 LDL 콜레스테롤 수치가 상승한다. 단백질과 칼슘 섭취를 위해 우유를 너무 많이 마시거나 고기를 과식하면 포화지방산의 과잉 섭취로 콜레스테롤 수치가 상승한다. 참고로 채소에도 칼슘과 단백질이 들어 있다. 필요한 단백질과 칼슘을 섭취하면서 콜레스테롤 및 포화지방산을 과잉 섭취하지 않기 위한 권장량은 우유의 경우 200㎖, 고기와 생선은 50~100g 이내다.

과일은 칼슘과 비타민C가 풍부해 몸에 좋지만, 당질도 많아 너무 많이 먹으면 혈당치가 올라간다. 과일에 함유된 과당은 중성 지방 수치를 올리는 작용이 강한 측면도 있다. 1~4군의 식품 중에서 특히 식사 때 빠뜨리기 쉬운 것이 바로 버섯과 해조류다. 이 두 가지를 섭취하지 않으면 결과적으로 식이섬유와 칼슘이 부족해진다. 조금씩이라도 괜찮으니 매일 먹도록 하자.

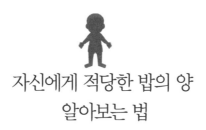

자신에게 적당한 밥의 양
알아보는 법

필요한 '에너지 소요량'은 사람마다 다르다

연령과 성별을 불문하고 권장량이 거의 같은 1~3군에 비해 주식을 포함한 4군은 체격이나 연령에 따라 필요 섭취량이 다르다. 그럼 여러분이 '하루에 먹어도 되는 밥의 양'은 어느 정도일까? 먹어야 하는 밥의 양을 계산하기 위해서는 먼저 '기초대사량'을 구해야 한다. 기초대사란 몸을 움직이지 않고 가만히 있어도 호흡 및 소화 등을 위해 하루에 필요한 최소한의 에너지를 말한다. 이는 자신이 목표로 하는 체중 또는 BMI로 본 자신의 표준 체중(kg)×기초대사 참고치(kcal)로 계산한다.

✓ 기초대사 참고치(kcal)

연령 \ 성별	남성	여성
1~2세	61.0	59.7
18~29세	23.7	22.1
30~49세	22.5	21.9
50~64세	21.8	20.7
65세~74세	21.6	20.7
75세 이상	21.5	20.7

출처 〈일본인의 식사 섭취 기준 2020년판〉

　목표 체중(표준 체중) × 기초대사 참고치 = 기초대사량

　표준 체중이란 BMI가 22일 때의 체중으로, 키(m) × 키(m) × 22로 계산한다. 기초대사 참고치란 체중 1kg당 하루 기초대사에 필요한 에너지를 말하며, <일본인의 식사 섭취 기준 2020년판>에 나와 있다. 예를 들어 1~2세 영유아(남아)의 경우 하루에 체중 1kg당 61kcal가 연소한다. 이에 반해 18~29세 남성은 1kg당 23.7kcal, 30~49세는 22.5kcal, 50~64세는 21.8kcal, 65~74세는 21.6kcal로 나이가 들면서 기초대사량은 떨어진다. 이래서 나이가 들면 살이 잘 빠지지 않는 것이다.

그럼 65kg을 목표로 다이어트를 하는, 대사증후군 기미가 보이는 50세 남성을 예로 들어 기초대사량을 계산해 보자.

65kg (목표 체중) × 21.8kcal(기초대사 참고치) = 1417kcal (기초대사량)

여기에 '생활 활동 강도 지수'를 곱하면 하루에 필요한 '에너지 소요량'이 나온다. 생활 활동 강도란 그 사람이 평소 생활에서 어느 정도 신체 활동을 하고 있는지를 의미한다. 하루 24시간 가운데 12시간 정도는 자거나 앉아 있고 한 시간 정도는 산책이나 쇼핑 등 비교적 천천히 걷는 사람의 생활 활동 강도는 'I(낮음)'이고 그 지수는 1.3이 된다.

출퇴근이나 업무상 두 시간 정도 걷거나 교통수단을 이용하고 또는 가사 등 서서 하는 작업도 비교적 많지만 대부분 앉아 있는 경우가 많은 사람은 생활 활동 강도가 'II(다소 낮음)'이며 지수는 1.5가 된다. 생활 활동 강도가 II인 사람이 하루 한 시간 정도 빨리 걷거나 자전거를 타는 경우는 지수가 1.7이 된다.

다시 말해 필요한 에너지 소요량은 연령, 체격, 활동량에 따라 사람마다 다르다. 나는 종일 PC 앞에 앉아 있고 출퇴근도 차로 하기에 지수는 1.1 정도밖에 되지 않을 텐데, 보통 사람들은 1.2~1.3 정도일 것이다. 생활 활동 강도 지수를 기초대사량에 곱해보자. 65kg이 목표인 50세 남성의 생활 활동 강도 지수가 1.3이면 하루에 필요한 에너지 소요량은 다음과 같다.

1417kcal (기초대사량) × 1.3 (생활 활동 강도 지수) = 1842kcal (하루 에너지 소요량)

평생 쓸 수 있는 몸 만드는 식사법과 운동법

☑️ 생활 활동 강도 구분(기준)

생활 활동 강도	지수	일상생활 속 활동
I (낮음)	1.3	산책, 쇼핑 등 비교적 천천히 1시간 정도 걷고 대부분은 앉아서 독서, 공부, 대화 또는 앉거나 누워서 TV를 보거나 음악 감상 등을 할 경우
II (다소 낮음)	1.5	출퇴근이나 업무 상 두 시간 정도 걷거나 교통수단 이용, 접객, 가사 등 서서 하는 업무가 비교적 많고 대부분분은 앉아서 사무를 보거나 대화 등을 하는 경우
III (적당)	1.7	생활 활동 강도 II인 사람이 하루 한 시간 정도는 빨리 걷거나 자전거를 타는 등 비교적 강도 있는 신체 활동을 하는 경우 및 대부분은 서서 작업을 하지만 한 시간 정도는 농사, 조업 등 비교적 강도 있는 작업에 종사하는 경우
IV (높음)	1.9	하루 중 한 시간 정도는 격렬한 트레이닝 및 목재 운반, 농번기 농사 등과 같은 강도 있는 작업에 종사하는 경우

출처 〈제6차 개정 일본인의 영양 소요량〉

밥의 적당량은 이 정도

그럼 각자 '하루 밥의 양(g)'을 계산해 보자. 에너지 전체의 60%를 탄수화물로 섭취하는 것이 바람직하기에 하루 에너지 소요량에 먼저 0.6을 곱한다. 그리고 탄수화물 1g은 4kcal이기 때문에 앞에서 나온 숫자를 4로 나누면 하루에 필요한 탄수화물 양이 나온다. 65kg이 목표이고 에너지 소요량이 1842kcal인 남성은 '1842 × 0.6 ÷ 4'의 계산식을 통해 약 276g이 된다.

탄수화물은 밥 이외에도 채소와 과일 등에도 함유되어 있다. 채소와 과일을 잘 챙겨 먹으면 섭취하는 탄수화물은 80g 정도 된다. 여기에 설탕을 10g 섭취한다고 치면 총 90g. 이를 뺀 것이 밥으로 먹어도 되는 탄수화물 양이다. 하루에 필요한 탄수화물이 276g이면 90g을 뺀 약 186g이다.

다음으로 이 숫자를 0.37로 나눈다. 이것이 바로 밥에 함유된 탄수화물의 비율이다. 그럼 '186 ÷ 0.37' = 약 503g이다. 이것을 3으로 나눈 것이 한 끼에 허용되는 밥의 양이 되는데, 이번 사례에서는 약 168g이다. 지금까지 65kg을 목표로 다이어트를 하는 50세 남성이 먹으면 좋은 밥의 양을 계산해봤다. 어떤가? 한 끼에 168g이면 생각보다 적지 않은가? 즉석밥은 보통 200g 정도인데, 168g이면 밥공기 크기에 따라서는 한 그릇이 안 될 수도 있다. 표준 체형의 여성도 한 끼에 이 정도는 먹을 것이다.

그런데 이보다 탄수화물을 많이 먹으면 처리가 안 된 탄수화물이 혈액 데이터로 나오게 된다. 밥을 더 먹고 싶으면 운동해서 신체 활동량을 늘리는 수밖에 없다. 연령이나 성별, 키는 바꿀 수 없으니 스스로 조절할 수 있는 것은 몸을 움직이는 방법밖에 없다. 이밖에 할 수 있는 것이 있다면 설탕 섭취를 줄이는 정도다.

평생 쓸 수 있는 몸 만드는 식사법과 운동법

주 단위로 조절하면 된다

그럼 또 다른 주식인 빵이나 국수는 어느 정도 양이면 적당할까? 밥 100g, 즉 밥 반 공기 정도의 에너지에 해당하는 빵의 양은 6장들이 식빵은 1장, 버터 롤빵은 한 개 반, 국수나 라면은 사리의 절반 분량이다.

의외로 사람들이 잘 모르는 것이 만두피다. 만두를 반찬으로 먹는 사람도 많은데, 만두피 10장이면 밥 100g과 에너지가 같다. 만두 2인분을 먹으면 밥은 먹을 필요가 없는 것이다. 예전에 가게에서 파는 오코노미야키*를 사다 영양 성분을 조사한 적이 있는데, 한 장의 에너지가 공깃밥 4~5그릇과 같았다.

그리고 라면을 먹을 때 사리 하나를 추가하면 밥 400g 분량(큰 공기로 두 그릇 분량)이 되기 때문에 한 끼에 탄수화물을 과다 섭취하게 된다. 그럼 남은 에너지는 모두 내장 지방으로 축적된다.

탄수화물처럼 하루에 섭취해야 하는 기름(지질)의 양도 계산할 수 있다. 하루에 필요한 에너지 가운데 기름은 25%인데, 기름 1g은 9kcal이니 하루 에너지 소요량에 0.25를 곱한 다음 9로 나누면 하루에 섭취해도 되는 기름의 양을 계산할 수 있다. 기름은 고기와 생선에도 함유돼 있어 그 양을 30g이라고 치면 좀 전에 계산한 숫자에서 30g을 뺀 숫자가 음식에서 사용할 수 있는 기름의 양이다. 이보다 많으면 과다 섭취로

* 일본식 빈대떡

인해 혈당치와 중성 지방이 높아져 내장 지방이 늘어난다.

<일본인의 식사 섭취 기준 2020년판>에는 연령과 성별에 따른 영양소의 목표량과 권장량이 나와 있다. 예를 들어 50~64세의 칼슘 권장량은 남성 737mg 여성은 667mg이다. 이처럼 성별 등에 따라 목표량과 권장량에는 약간의 차이가 있는데, 내가 여기서 소개한 방법을 실천하면 대부분의 영양소 필요량을 과부족 없이 채울 수 있다.

탄수화물을 너무 많이 섭취하면 안 된다고 해서 '라면은 먹으면 안 돼'라고 생각할 필요는 없다. 다시 강조하지만 먹으면 안 되는 것은 없고, 너무 철저히 지키려다 보면 식사를 즐길 수 없게 된다. 때로는 회사 동료들과 술을 마시러 가거나 가족들과 고기를 먹으러 갈 때도 있을 것이다. 라면을 먹은 날에는 주식을 한 번 거르는 등 일주일 단위로 맞춰가면 충분하다. 어렵게 생각하지 말고 꼭 실천해 보기 바란다.

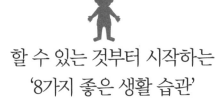

할 수 있는 것부터 시작하는
'8가지 좋은 생활 습관'

연구로 밝혀진 건강 수명을 늘리는 생활 습관이란?

우리 연구팀은 '8가지 좋은 생활 습관'의 효과에 대해 조사한 결과를 2022년에 논문으로 발표했다. 8가지 좋은 생활 습관이란 '과일을 먹는다', '생선을 먹는다', '우유를 마신다', '운동을 한다', '적당한 잠을 잔다', '담배를 피우지 않는다', '과음하지 않는다', '살이 찌지 않도록 한다'다.

일본에서 약 4만 7000명의 40~70대의 건강검진 결과를 모아 분석한 결과 8가지 중 7가지 이상 실천하고 있는 사람들의 40세 기준 평균 기대 수명은 남성 86.8년, 여성 91.3년이었다.

☑ 실천해야 할 '8가지 좋은 생활 습관'

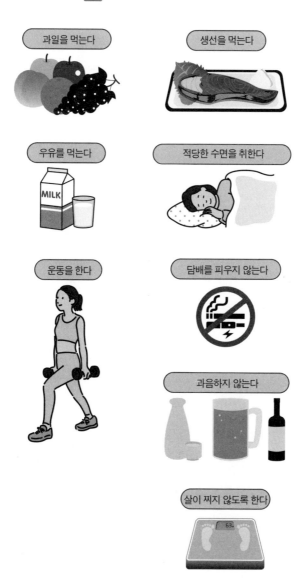

과일을 먹는다

생선을 먹는다

우유를 먹는다

적당한 수면을 취한다

운동을 한다

담배를 피우지 않는다

과음하지 않는다

살이 찌지 않도록 한다

평생 쓸 수 있는 몸 만드는 식사법과 운동법

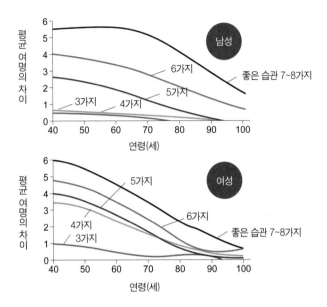

☑️ 생활 습관이 좋으면 평균 여명이 달라진다

남성

좋은 습관 7~8가지
6가지
5가지
3가지
4가지

여성

5가지
6가지
좋은 습관 7~8가지
4가지
3가지

좋은 생활 습관을 많이 실천하는 사람일수록 평균 여명이 길다. 그래프의 세로축은 좋은 생활 습관
이 2가지 이상인 사람과 비교한 평균 여명의 차이다. Age Ageing. 2022; 51(5): afac080.

7가지 이상 실천하는 사람은 2가지 이하밖에 하지 않는 사람과 비교
하면 남은 수명이 5년 정도 긴 것으로 나타났다. 이는 다시 말해 '동맥경
화냐 아니냐에 따라 수명과 말년의 QOL(삶의 질)이 달라지는 것'은 아닐
까 생각한다. '8가지 좋은 생활 습관'을 하나라도 많이 실천할 것을 권

한다.

건강검진을 통해 '혈관 상태' 및 '혈액 상태'를 확인한다. 이것이 인생 100세 시대에 요구되는 것이다. 아무리 의학이 발달해도 한 번 나빠진 몸은 쉽게 원래대로 돌아오지 않는다. 뇌졸중이나 심근경색, 당뇨 합병증도 모두 혈관 장애로 인한 것인데 그 대부분은 예방할 수 있다.

혈관 장애를 동반하는 질병의 예방은 생활 습관을 계속 바꿔 가는 것이 가장 빠른 지름길이다. 이를 위해 활용할 수 있는 건강 관련 앱 등도 많아졌다. 단, 혈관을 손상하지 않는 생활 습관을 지속하겠다고 결심하는 것은 여러분 자신이다. 인생 100세 시대인 지금 일단 오늘을 어떻게 보낼지가 당신의 미래를 바꿀 것이다. 여러분을 응원한다!

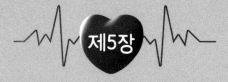

제5장

Q&A로 배우는

건강검진과 몸

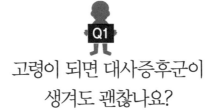

고령이 되면 대사증후군이
생겨도 괜찮나요?

"고령이 되면 마른 것보다 조금 살이 찐 게 좋다"는 말을 여러 번 들었습니다. 고령자는 대사증후군이 생겨도 신경 쓰지 말고 많이 먹는 게 좋을까요?

이런 이야기를 들어 본 적 있을 것이다. '74세까지는 대사증후군 대책, 75세 이상은 노쇠 대책이 중요하다'고들 한다. 노쇠란 나이가 들면서 심신의 활력(근력 및 인지 기능 등)이 떨어져 생활 기능이 약해짐으로써 돌봄이 필요한 상태가 되거나 사망 위험성이 높아진 상태를 말한다. 식사량이 줄면 부족한 에너지를 보충하기 위해 근육이 분해되어 근육량이 줄기 때문에 잘 챙겨 먹어야 한다. 근력이 떨어지면 보행 속도가 늦어져 횡단보도를 시간 내에 건너지 못하거나 페트병 뚜껑을 열 수 없게 된다. 근육량이 줄지 않도록 하기 위해서는 단백질을 잘 챙겨 먹을 필요도 있다.

이렇게 말하면 '고령이 되면 잘 챙겨 먹어야 하니 내장 지방이 늘어 대사증후군이 생겨도 괜찮은 것 아닌가?'라고 생각할지도 모른다. 하지만 나이 들어 마른 것이 좋지 않다는 것은 근육량과 피하 지방이 필요 이상으로 줄지 않도록 해야 한다는 의미이지 대사증후군이 생겨도 된다는 것은 아니다.

내장 지방이 쌓여 지방 세포가 커지면 거기서 나쁜 생리 활성 물질이 분비되어 대사 장애를 일으킬 수 있다. '나이를 먹으면 조금 살이 찐 것이 낫다'는 말은 근육과 피하 지방의 양을 늘리자는 이야기로, 내장 지방이 많은 것은 고령자에게도 역시 좋지 않다.

특히 아무것도 하지 않으면 나이가 들면서 근육량이 줄기 때문에 근육을 유지하는 것은 중요하다. 게다가 몸은 움직이지 않고 먹기만 하면 에너지를 태울 수 없기에 점점 내장 지방이 쌓인다. 고령이 되면 식사량은 그대로 유지하고 꼭 몸을 움직이도록 하자.

혈액 검사치에 이상이 없어도 비만이면 감량해야 하나요?

체중은 100kg이 넘고 허리둘레도 참고치를 넘었으며 BMI도 40 이상입니다. 그런데 혈액 검사에서는 혈당 및 콜레스테롤 등의 수치에 아무 문제가 없습니다. 그래도 살을 빼라고 하면 빼야 할까요? 현재 나이는 40세입니다.

이 사례자는 체중이 100kg 이상으로 살은 쪘지만, 건강검진을 통해 알 수 있는 혈당 및 콜레스테롤 등 혈관 장애를 진행하는 위험인자는 없다고 한다. 씨름 선수 중에 이런 유형이 많다고 들었다. 다시 말해 체지방은 많지만, 근육량도 많아 내장 지방은 의외로 적은 유형이다. 현시점의 혈액 검사에서 아무 문제가 없다면 분명 혈관 장애를 일으킬 위험성은 낮다고 할 수 있다. 다만, 이 사례자는 아직 40세다. 나이가 들면서 대사가 나빠지기 때문에 50대 정도부터 검사 결과가 나빠질 가능성이 있다. 매년 건강검진에서는 결과를 꼼꼼히 확인해야 한다.

또 한 가지 주의할 점은 40대에 과체중인 사람은 오랜 기간 관절에 부담을 주기 때문에 60~70대가 되면 허리와 무릎 통증이 나타나는 경우가 많다는 점이다. 옛날에는 '양적 비만'과 '질적 비만'이라는 말을 썼다. 양적 비만이란 전체적으로 체지방이 많아 물리적으로 체중이 많이 나가는 상태를 말한다. 질적 비만이란 체지방의 절대량은 적어도 내장 지방이 축적되어 혈관 장애를 일으키는 비만을 가리킨다. 이 사례자는 전자에 해당하는 전형적인 양적 비만자다.

양적 비만인 사람은 혈관에 영향이 없어도 매일 많은 짐을 지고 걷는 것과 같아 아무래도 관절에 부담을 준다. 나이를 먹으면서 허리와 무릎이 안 좋아지면 건강 수명이 짧아지기 때문에 BMI가 40 이상인 것은 좋지 않다. 지금은 문제가 없어도 미래를 생각하면 지금 체중을 줄이기 위한 생활 습관을 들이는 것이 좋다. 먹는 것에 신경을 쓰지 않거나 신체 활동량이 적지 않은지 꼭 살펴보기를 바란다.

고혈압 약은 한 번 먹기 시작하면
계속 먹어야 하나요?

고혈압으로 1년 이상 약을 먹고 있습니다. 고혈압 약은 한 번 먹기 시작하면 계속 먹어야 하나요?

고혈압으로 진단되어 약 처방을 받은 사람에게 "평생 약을 먹어야 하느냐?"는 질문을 받을 때가 종종 있다. 기본적으로는 맞는 말이다. 고혈압 약은 약리 작용으로 혈압을 낮출 뿐 고혈압의 원인을 치료하는 것은 아니다. 따라서 복용을 중단하면 혈압은 다시 높아진다. 근시나 노안인 사람이 안경을 벗으면 잘 보이지 않는 것과 같은 이치다. 다만 약을 먹으면서 생활 습관을 개선해 약이 필요 없어지는 경우도 드물지만 있다.

그럼 왜 고혈압 약은 한 번 먹기 시작하면 계속 먹어야 할까? 혈압이 높은 상태가 장기간 지속되면 혈관 벽에 과도한 압력이 가해지기 때문에 손상 후 딱딱해지는 동맥경화가 진행된다. 이를 그대로 방치하면 뇌졸중이나 심근경색을 일으킬 위험성이 높아진다. 고혈압 약의 역할은 이를 방지하는 것이다. 요컨대 고혈압으로 인한 혈관 장애로 뇌졸중이나 심근경색을 일으키지 않도록 혈압을 낮추는 약이 처방되는 것이다.

단, 고혈압으로 진단되었다고 해서 약을 바로 처방해주는 것은 아니다. <고혈압 치료 가이드라인 2019>에서는 고혈압 전 단계는 3개월 동안, 고혈압도 한 달은 생활 습관을 바꿔 상태를 지켜보게 돼 있다. 그래도 내려가지 않으면 '강압제 치료를 고려한다'라고 적혀 있다. 단, 이는 다른 위험인자가 없는 사람의 경우다. 다음의 '동반 위험인자 3개 이상 단계'에 해당하는 사람은 고위험군으로 고혈압으로 진단을 받으면 바로 약을 먹어야 한다.

✔️ 동반 위험인자 3개 이상 단계

- 뇌졸중 및 심근경색을 일으킨 적이 있다.
- 비판막성 심방세동*
- 당뇨병
- 요단백이 있는 만성 신장병
- 동반 위험인자 1-2개 단계의 위험인자 중 3가지 이상

---

* 판막의 이상 없이 나타나는 심방세동이며, 심방세동이란 심방의 수축이 소실되어 불규칙하게 수축하는 상태로 부정맥의 일종이다

여기서 '동반 위험인자 1-2개 단계'의 위험인자란 '65세 이상', '남성', '이상지질혈증', '흡연자'를 가리킨다. 즉, 고혈압 외에 다른 질병이 없어도 '담배를 피우는 65세 이상 남성'은 동반 위험인자 3개 이상 단계에 해당한다. 뇌졸중이나 심근경색의 위험인자 중에는 연령이나 성별 등 바꿀 수 없는 것도 있지만, 흡연, BMI, 이상지질혈증 등은 대부분은 스스로 조절이 가능하다. 이렇게 조절이 가능한 위험인자를 개선함으로써 강압제를 복용하지 않고 상태를 지켜보는 선택지도 있을 수 있다.

하지만 위험성이 높은 사람은 아무래도 약을 먹는 것이 안전하다. 약을 먹는 것은 귀찮고 환자라는 낙인이 찍히는 것 같아 거부감을 느끼는 사람도 있겠지만, 복용하지 않으면 혈관과 심장의 부담이 계속되어 언제 뇌졸중이나 심근경색을 일으킬지 알 수 없는 '시한폭탄'을 가슴에 품고 생활하는 것이나 마찬가지다.

이러한 위험한 상황을 방치하지 말고 근시나 노안인 사람이 안경을 쓰는 것처럼 혈압약을 복용할 것을 권한다. 다시 강조하지만 약을 잘 챙기면서 생활 습관을 개선해 혈압이 내려가면 복용하는 약의 양을 줄이거나 끊게 될 수도 있으니 힘내기 바란다.

Q4

진찰실에서만 혈압이 높은 일명 '백의 고혈압'은 괜찮은가요?

집에서 잴 때는 정상 혈압인데 병원 진찰실에서만 재면 높습니다. 이를 '백의 고혈압'이라고 한다더군요. 이렇게 상황이나 그날그날에 따라 일시적으로 혈압이 오르는 경우도 혈관에 부담을 주어 질병으로 발전할 위험성이 있나요?

이 책을 읽고 있는 독자 중에도 항상 혈압이 높은 것이 아니라, 때와 장소에 따라 일시적으로 혈압이 높아지는 이도 있을 것이다. 이런 경우 '나는 고혈압이 아니니 괜찮아'라고 방심하기 쉽다. 그러나 혈압이 계속 높은 상태만큼은 아니지만, 혈압의 변동이 큰 것도 혈관에 부담을 준다.

예를 들어 최고혈압(수축기혈압)이 130mmHg 이하인 날도 있고

160mmHg인 날도 있는 사람은 혈관 리모델링이 진행되어 혈관의 탄력이 떨어질 가능성이 높은 것으로 알려져 있다(최고혈압이 140mmHg 이상이면 고혈압으로 진단된다). 30mmHg 이상이나 변동이 있는 것은 좋지 않다는 것이다.

젊을 때는 혈관이 유연하기에 순간적으로 혈관이 수축하더라도 혈압은 별로 오르지 않는다. 반면 혈관이 딱딱해지면 순간적으로 혈압이 쉽게 변하는 경향이 있다. 혈관 벽이 딱딱하면 혈관이 수축했을 때 압력을 흡수할 수 없기 때문이다.

혈압의 변동이 크다는 의미에서는 병원에서 잴 때만 혈압이 오르는 '백의 고혈압'도 마찬가지다. 건강검진에서 혈압이 높았던 사람이 "집에서 잴 때는 낮았으니 고혈압이 아니다"라고 말하는 사람들을 종종 본다. 백의 고혈압인 사람은 익숙하지 않은 상황에서 혈압이 상승할 가능성이 있다. 즉, 일상생활 속에서 혈압이 쉽게 변동하는 유형이라는 것이다. 이런 유형도 실은 안심할 수 없다. 실제로 백의 고혈압인 사람도 심혈관질환(뇌졸중이나 심근경색)으로 인한 사망 위험성이 높아진다는 사실이 연구를 통해 확인되었다. 부디 식사 때 짜게 먹지 않도록 하고 평소에 스트레스를 받지 않도록 하는 등의 노력이 필요하다.

고령자는 콜레스테롤을
신경 쓰지 않아도 되나요?

**최근 읽은 책에서 '고령자는 콜레스테롤이 높아도 신경 쓸 필요가 없
다'고 쓰여 있는 것을 봤습니다. 저는 70대로 운동도 하고 먹는 음식
에도 신경 쓰고 있는데, 콜레스테롤은 신경 쓰지 않아도 될까요?**

나는 혈관을 지키기 위해서는 '고령자도 콜레스테롤 수치에 신경을
써야 한다'고 생각한다. LDL 콜레스테롤이 높은 상태를 장기간 방치하
면 산화된 콜레스테롤을 면역세포인 대식세포가 포식한 다음 혈관 벽
으로 숨어들어 혈관 안쪽이 부풀어 오르는 '플라크'를 만든다. 그 결과
동맥경화가 진행돼 심근경색이나 협심증, 뇌경색의 위험성이 높아진다.

이러한 혈관의 변화는 하루아침에 진행되는 것은 아니다. 따라서 예

를 들어 70세 무렵부터 갑자기 콜레스테롤 수치가 높아졌다고 해도 오늘내일 갑자기 쓰러질 가능성은 높지 않다. 그런 관점에서 보면 서둘러 엄격하게 관리에 들어가지 않아도 된다는 견해도 있을 수 있다. 하지만 지금은 인생 100세 시대다. 여성은 특히 90세 이상 장수하는 경우가 드물지 않다. 만약 70세부터 혈중 LDL 콜레스테롤 수치가 높으면 20년 동안 동맥경화가 진행되었을 가능성을 부정할 수 없다.

이번 사례자는 '먹는 음식에 신경을 쓰고 있다'라고 했는데, 구체적으로 어떤 점에 신경을 쓰고 있는지가 중요하다. LDL 콜레스테롤 수치를 조절하려면 콜레스테롤이나 포화지방산이 많은 식품을 과다 섭취하지 않도록 해야 한다. 우유나 버터, 치즈 등 포화지방산이 많은 식품에 치우친 식사가 되지 않도록 신경 써야 한다.

여성은 골다공증 예방에 좋은 칼슘을 보충하기 위해 우유를 많이 마시거나 작은 생선을 너무 많이 먹어 결과적으로 포화지방산과 콜레스테롤을 과다 섭취하게 됨으로써 콜레스테롤 수치가 상승하는 경우도 있다.

또 한 가지는 채소를 많이 먹는 것을 균형 잡힌 식사라고 생각하는 사람도 있는데, 채소가 과다 섭취한 콜레스테롤과 포화지방산을 없애주는 것은 아니다. 오히려 고령자가 채소를 너무 많이 먹으면 필요한 영양소의 흡수를 방해하기도 한다. '혈당치의 급상승을 억제하기 위해 식이섬유를 많이 먹자'고 하는 것은 식이섬유를 많이 섭취하면 당질 등의 영양소 흡수가 방해받기 때문이다. 고령자는 그렇지 않아도 젊은 시절에 비해 영양의 흡수력이 떨어지기 때문에 식이섬유를 과다 섭취하지 않도록 주의해야 한다.

고 LDL 콜레스테롤 혈증에 해당하는 사람은 하루 최대 계란 섭취량이 하루 한 개까지인 것이 좋다. 그렇지 않은 사람도 매일 여러 개 먹다 보면 LDL 콜레스테롤 수치가 상승한다. 하루 계란 섭취 권장량은 하루 한 개까지로 기억해 두자.

HDL 수치가 낮은 사람과 유전적으로
LDL 수치가 높은 사람의 대책에 대해 알려주세요.

좋은 HDL 콜레스테롤 수치가 낮은 사람에게는 어떤 대책이 필요할까요? 그리고 유전적으로 LDL 콜레스테롤 수치가 높은 사람에게 필요한 대책에 대해서도 알려 주세요.

HDL 콜레스테롤 수치가 낮은 유형의 이상지질혈증에는 운동이 효과적이다. 운동하면 중성 지방은 줄고 HDL 콜레스테롤 수치는 상승한다. HDL 콜레스테롤과 중성 지방은 시소 같은 관계로, 중성 지방이 늘면 HDL 콜레스테롤은 줄고, 반대로 중성 지방이 줄면 HDL 콜레스테롤은 느는 구조다. 조금 더 구체적으로 설명하자면 중성 지방이 대사될 때 발생하는 '가스'에서 HDL 콜레스테롤이 생성되기 때문에 중성 지방이 연소하여 사용되면 HDL 콜레스테롤이 늘어나는 것이다. 그래서 HDL 콜레스테롤 수치가 낮은 사람은 십중팔구 중성 지방 수치가 높다.

한편, 식사할 때 콜레스테롤을 별로 섭취하지 않는데도 LDL 콜레스테롤 수치가 비정상적으로 높은 사람들이 있다. 이는 유전이 원인인 경우가 많은데, 그 대표적인 질병이 '가족성 고콜레스테롤혈증(FH)'이다. 일본에서는 200~500명의 1명꼴로 발병하고 있다고 한다.

세포막 등의 재료로 쓰이지 않고 혈액 속에 남은 LDL 콜레스테롤은 온몸에서 회수되어 보통 간에서 처리되는데, 그 LDL 콜레스테롤을 간에서 받는 수용체의 유전자에 이상이 있으면 회수가 되어도 LDL 콜레스테롤이 간으로 흡수되지 못해 혈액 속에 넘쳐나게 된다. 이런 사람들은 어릴 때부터 LDL 콜레스테롤 수치가 높기에 일찍부터 동맥경화가 진행되어 심근경색 등이 발병하거나 사망할 위험성이 높아진다.

일반적으로 LDL 콜레스테롤이 180mg/dL 이상이고 2촌 이내 혈족 중에 가족성 고콜레스테롤혈증인 사람이 있는 등 몇 가지 소견이 있으면 가족성 고콜레스테롤혈증으로 진단한다. 이런 경우는 식사를 제한해도 극적으로 LDL 콜레스테롤 수치가 내려가지 않기 때문에 약을 먹는 수밖에 없다.

LDL 콜레스테롤은 체질의 영향이 커서 가족성 고콜레스테롤혈증으로 진단될 수준은 아니더라도 태생적으로 높아서 균형 잡힌 식사를 해도 쉽게 수치가 내려가지 않는 경우도 드물지 않게 있다. 생활 습관으

로 개선되지 않을 경우도 일찌감치 약을 먹어 수치를 내리는 것이 중요
하다.

음식으로 섭취한 콜레스테롤은
영향이 없다고 하던데요?

음식으로 섭취한 콜레스테롤과 혈중 농도에 인과관계가 인정되지 않
아 미국에서는 콜레스테롤 섭취량의 참고치를 없앴다는 말을 들었는
데 사실인가요?

미국 식품의약품국(FDA)이 콜레스테롤 섭취량의 상한을 식사 섭취 가이드라인에서 제외한 것은 사실이다. 그러자 일본 후생노동성의 <일본인의 식사 섭취 기준 2015년판>에서도 콜레스테롤의 상한이 삭제된 바 있다. 이것 때문에 사람들이 오해하는 경우도 많았는데, 상한이 없어진 것은 수치를 명확하게 정하기 어렵기 때문이었지 "얼마든지 섭취해도 된다"는 의미는 아니었다.

실제로 그 이후로 심근경색 등 관상 동맥 질환이 늘었다는 보고도 있어, <일본인의 식사 섭취 기준 2020년판>에서는 이상지질혈증의 중증화 예방을 목적으로, 하루 200mg 미만으로 제한하는 것이 바람직하다는 내용이 들어갔다. 미국 지질학회도 고 LDL 콜레스테롤 혈증인 사람은 식사를 통한 콜레스테롤 섭취량은 하루에 200mg으로 할 것을 권장하고 있다.

<일본인의 식사 섭취 기준 2020년판>에 구체적으로 어떻게 기술되어 있는지 조금 더 자세히 소개하면, 먼저 '경구(經口)로 섭취되는 콜레스테롤은 체내에서 만들어지는 콜레스테롤의 약 1/3~1/7이다' '순환기 질환 예방(발병 예방)의 관점에서는 목표량(상한)을 마련하는 것은 어렵다고 판단해 설정하지 않기로 했다'라며, '이는 허용되는 콜레스테롤의 섭취량에 상한이 존재하지 않는다는 것을 보장하는 것은 아니다'라고 기술되어 있다.

<동맥경화성 질환 예방 가이드라인 2022년판>에서도 고 LDL 콜레스테롤 혈증(LDL 콜레스테롤이 140mg/dL 이상인 상태)인 사람은 콜레스테롤 섭취량을 '하루에 200mg 미만'으로 할 것을 권장하고 있다. 상한이 없진 것은 건강한 사람의 경우이며, 이조차도 상한을 명확히 정하는 것이 어렵기 때문이지 얼마든지 섭취해도 된다는 뜻은 아니다. 다시 강조하지만 고 LDL 콜레스테롤 혈증인 사람은 '하루 200mg'이 상한이다. 앞에서도 언급했듯 콜레스테롤은 식사를 통해서보다는 체내에서 합성

Q&A로 배우는 건강검진과 몸

되는 양이 많은 것이 사실이지만, 그래도 1/3~1/7은 식사를 통해 몸 안으로 들어온다. 따라서 '식사를 통해 섭취하는 콜레스테롤은 관계없다'는 생각은 잘못된 것이다.

혈당치가 높은 편인데
술은 어떤 것을 마시면 좋을까요?

혈당치가 높은 편입니다. 술은 맥주, 사케, 와인, 소주, 위스키 중에서

어떤 종류를 마시면 좋을까요?

술에 설탕은 들어있지 않지만, 맥주나 사케와 같은 양조주에는 당질
이 함유돼 있다. 이른바 '맥주 배'가 나오는 것은 함유된 당이 중성 지방
으로 바뀌어 내장 지방이 되기 때문이다. 혈당치가 신경 쓰인다면 위스
키나 소주 등 당질이 들어있지 않은 증류주를 마시는 것이 좋다. 알코올
은 체내에서 분해되는 과정에서 중성 지방이 생기기 때문에 알코올 도
수가 높은 증류수는 중성 지방이 늘어나기 쉽지만, 물이나 탄산수를 넣
어 도수를 낮추면 양조주보다 낫다.

단, 음식점에서 파는 추하이나 시판되는 추하이에는 감미료가 꽤 함유된 경우가 많으니 너무 많이 마시지 않도록 하거나 감미료가 들어있지 않은 것을 마시면 된다. 술을 마셨다고 혈당치가 오르는 경우는 별로 본 적이 없다. 남녀 불문하고 혈당치가 높은 사람들을 보면 아무래도 단 것이나 밥을 좋아하는 경우가 많다. 혈당치가 신경 쓰인다면 식사 전반에 신경을 써야 한다.

주량을 줄였는데도 γ-GTP가 많이 올랐습니다. 술을 끊어야 할까요?

힘들게 주량을 줄였는데도 작년보다 γ-GTP 수치가 많이 나빠졌어요. 술을 끊어야 할까요? BMI는 24.2입니다.

BMI가 24.2라는 것은 '비만'은 아니지만, 비만 기미가 보이는 것은 부정할 수 없다. 그렇다는 것은 γ-GTP가 오른 원인은 알코올만이 아니라 식사도 영향이 있을 수 있다. 그리고 영양제나 드링크제 등 매일 별 생각 없이 마시는 것이 간의 활동을 늘려 간 기능을 떨어뜨리는 원인이 되고 있을 가능성도 있다. 일 년 전에 비해 술 외의 식생활에서 바뀐 부분은 없는지, 새로 마시기 시작한 것은 없는지 한 번 체크해보는 것이 좋다.

'간이 나쁘다'라고 하면 과음이 원인이라고 생각하기 쉬운데, 최근에는 그보다도 NAFLD(비알코올성지방간)가 늘어 문제가 되고 있다. 이는 과(過)영양, 즉 당질이나 지질의 과다 섭취로 인해 생기는 지방간으로, 술을 전혀 마시지 않는 사람은 물론 마른 사람에게서도 생긴다.

간은 다양한 일을 한다. 소장에서 흡수한 영양소는 혈액을 통해 문맥을 거쳐 간으로 보내지는데, 그 혈액 속에는 몸에 필요한 영양소뿐 아니라 일부 세균이나 화학물질 등 내 몸에 유해한 것도 있다. 간은 이를 제거하는 '해독' 기능을 담당한다. 불필요한 음식을 먹으면 먹을수록 간이 해야 할 일은 늘어난다.

간의 가장 큰 역할은 음식을 통해 섭취한 영양소와 세포의 노폐물을 분해하는 과정에서 생긴 물질로 우리 몸의 세포에 필요한 물질(단백질이나 콜레스테롤, 요산 등)을 필요한 양만큼 합성하는 '대사'다. 남는 포도당이나 중성 지방은 소중한 에너지원이기 때문에 간은 이를 '저장'하기도 한다.

포도당은 우리 몸이 기아 상태가 되어도 뇌가 계속 작동할 수 있을 만큼의 양을 우선 글리코겐(포도당 덩어리)으로 전환해 비축한다. 1g에 4kcal인 포도당으로 저장하는 것보다 1g에 9kcal인 지방으로 저장하는 것이 효율적이기 때문에 나머지는 중성 지방으로 저장하는 것인데, 이 중성 지방이 과도하게 저장되면 간세포가 망가져 세포 속에서 일하는 AST, ALT, γ-GTP 등과 같은 효소가 혈액 속으로 흘러나온다. 그래서 간 기능 검사 결과가 나빠졌을 때는 간세포가 과로하고 있다는 증거니, 그 원인을 찾기 위해 자신의 생활을 돌아보는 것이 중요하다.

NAFLD는 대사증후군과 다소 비슷해 생활 습관에 원인이 있는 경우가 대부분이다. 그래서 식사와 운동 등 생활 습관을 개선하면 고칠 수 있다. 물론 일이 바빠서 좀처럼 운동할 시간을 내지 못하는 사람도 있을 것이다. 운동하겠다고 결심하고 처음에 너무 열심히 하다 지쳐서 작심삼일이 되는 경우도 많을 텐데, 운동은 꾸준히 하는 것이 중요하다. 헬스클럽에 다니지 않더라도 출퇴근 루트를 바꿔서 걷는 거리를 늘리거나 계단 이용을 생활화하는 것도 좋다. 일단은 일상생활 속에서 지속할 수 있는 방법을 찾아보자.

에필로그

이 책을 통해 건강진단의 목적이 질병을 찾아내기 위한 것만이 아니라 생활 습관의 결과를 비춰주는 거울과 같은 존재라는 메시지가 잘 전달되었길 바란다. 건강검진 결과는 그날 혈관을 흐른 100㎖의 혈액, 즉 반 컵 분량의 혈액에 당분과 기름 등이 어느 정도 함유되어 있는지, 그리고 어느 정도의 강도(압력)로 흐르는지 수치화해 보여주는 것이다.

우리 혈액에는 적당한 당분 및 기름의 양이 있는데, 그 양이 유지되도록 많은 장기가 불평 한마디 하지 않고 필사적으로 제 역할을 하고 있다. 그런데 우리는 고기 뷔페에 가거나 곱빼기를 시켜 놓고 아깝다며 남김없이 다 먹고 거기에 디저트까지 싹싹 비울 때가 있다. 그럴 때도 간이나 췌장, 신장은 어떻게든 '평소의 혈액'으로 되돌리기 위해 묵묵히 노력한다. 건강검진 결과는 1년에 한 번 장기들이 한 일에 대한 성과 보고서라고도 할 수 있다.

그런데 너무 처리할 게 많아지면 유감스럽게도 장기가 제 할 일을 제대로 하지 못해 평소보다 혈액 속에 당분이나 콜레스테롤의 양이 많아진다. 그럴 때 건강검진에서 이상 소견이 발견되는 것이다. 장기가 여러분들에게 SOS를 치는 것이다.

그럼 장기는 왜 혈액을 일정하게 유지하려는 걸까? 이는 평소보다 당분이나 기름이 늘어난 혈액이 혈관을 계속 흐르면 점점 혈관이 손상을 입어 세포로 정상 혈액을 보낼 수 없기 때문이다. 37조 개의 세포가 모인 우리 몸은 끊임없이 정상 혈액이 돌지 않으면 손상되고 약해진다. 그렇게 되지 않도록 우리의 장기는 필사적으로 지키려는 것이다. 그런 부지런한 장기의 일을 줄여 줄 수 있는 것은 여러분밖에 없다.

검진 결과는 생활을 비춰주는 거울이다. 무의식적으로 하는 습관이 혈액에 이상을 가져오는 원인이라면, 이 사실을 알 수 있게 해주는 것은 바로 건강검진 결과지에 나와 있는 수치들이다. 여러분이 건강검진을 싫어하지 않기를 바란다. 1년에 한 번 여러분의 소중한 몸이 보내는 메시지를 최대한 활용해 건강한 삶을 영위하길 바란다. 이 책은 우리의 몸이 보내는 메시지를 어떻게 받아들이고 해석할지에 대한 지침서다. 검진 결과를 받을 때마다 이 책을 펼쳐 여러분의 결과를 해석해 보기 바란다. 여러분이 자기 몸 전문가가 될 수 있기를 진심으로 기대한다.

인생 100세 시대가 됐다. 이 긴 기간을 건강하게 살려면 어떻게 하면 좋을까? 60~70대의 치매나 심혈관질환을 예방하기 위해서는 40~50대가 중요하다. 그래서 더더욱 1년에 한 번 받는 건강검진 결과를 어떻게 해석해 어떻게 활용할지가 중요한 것이다. 지금 몇 살이라도 절대 늦지 않았다. 이 책을 읽어 주신 '오늘'은 앞으로의 인생에서 여러분이 가장 젊은 날이기 때문이다.

'예방으로 살릴 수 있는 생명을 죽게 내버려 두지 않는다'가 나의 목표다. 여러분이 앞으로도 계속 건강하게 살아가는 데 이 책이 도움이 되길 진심으로 바란다.

건강검진 결과서 수치를 통한 **이유 있는 관리법**

건강검진 결과가 나쁜 사람이
꼭 지켜야 할 것들

초판 1쇄 발행 2024년 10월 25일

지은이 | 노구치 미도리
옮긴이 | 윤지나
4컷 만화 | 히로키 츠보이
일러스트 | 우치야마 히로타카

펴낸이 | 정광성
펴낸곳 | 알파미디어
편집 | 이현진
홍보·마케팅 | 이인택
디자인 | 황하나

출판등록 | 제2018-000063호
주소 | 05387 서울시 강동구 천호옛12길 18, 한빛빌딩 2층(성내동)
전화 | 02 487 2041
팩스 | 02 488 2040
ISBN | 979-11-91122-71-8 (13510)